남녀노소 누구나 12시간이면
발지압사·발마사지사가 될 수 있다

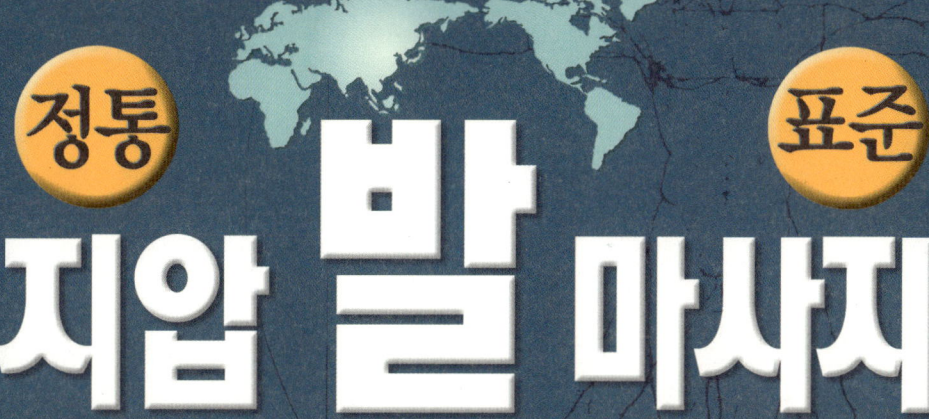

정통 표준 지압 발 마사지

핵심만으로 쉽게 구성한 발 관리 지침서

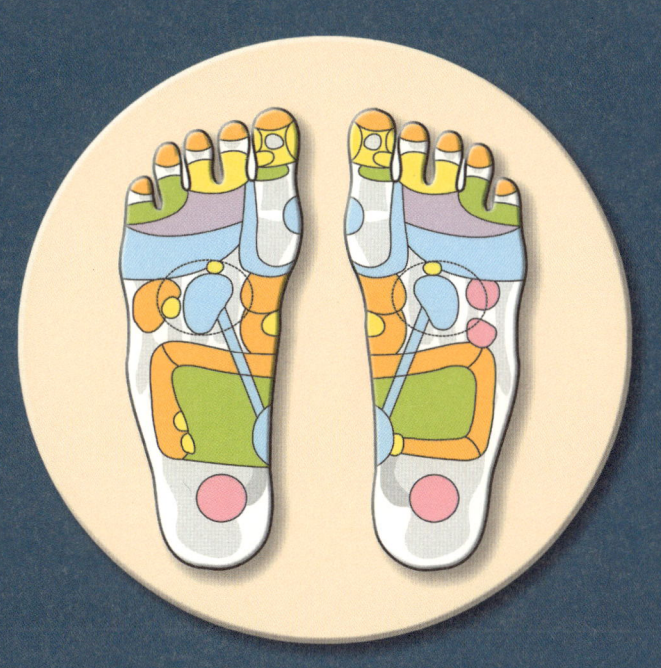

한국표준발관리협회 표준발관리보급운동본부 회장
奇 宇 信 著

건강신문사
kksm.co.kr

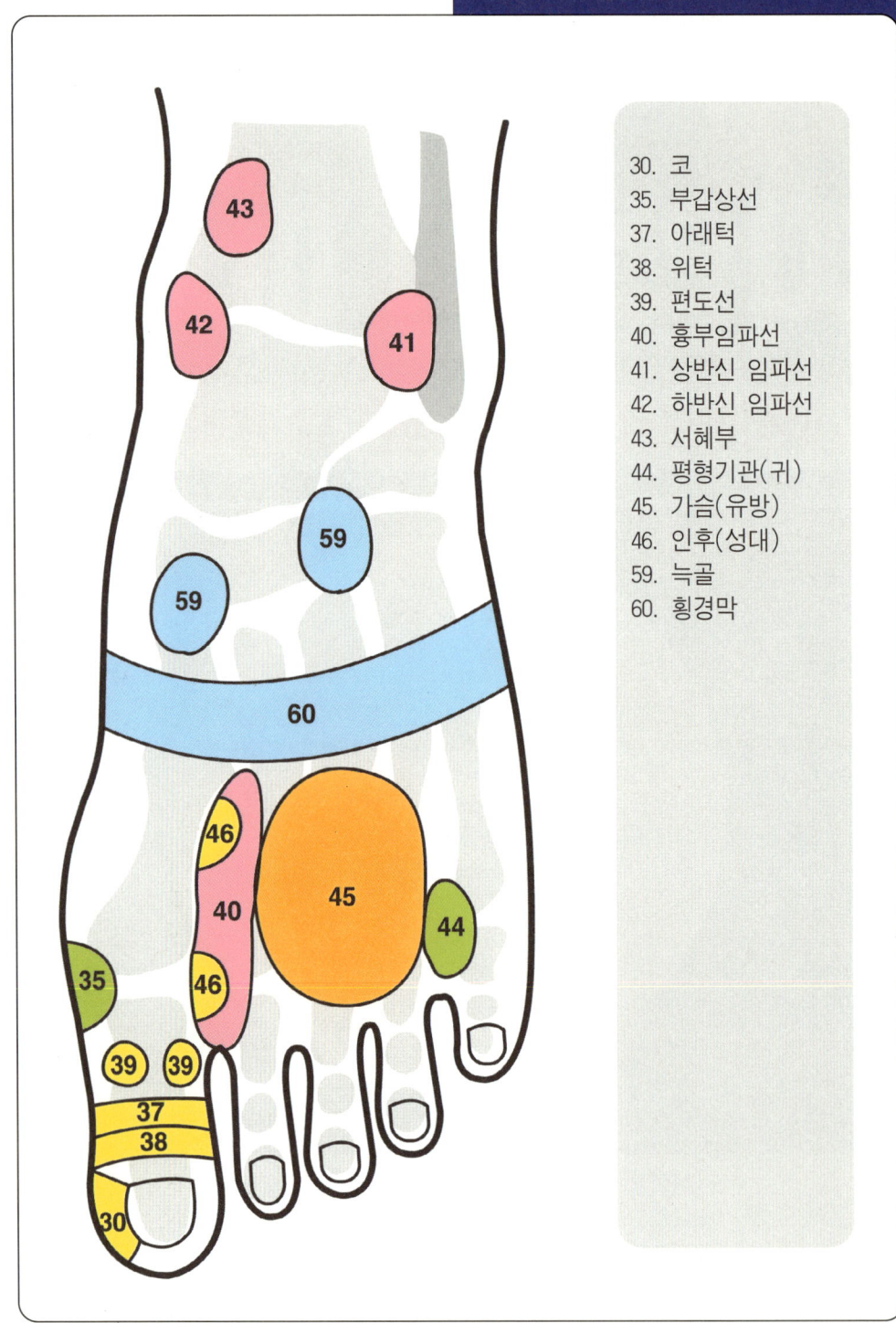

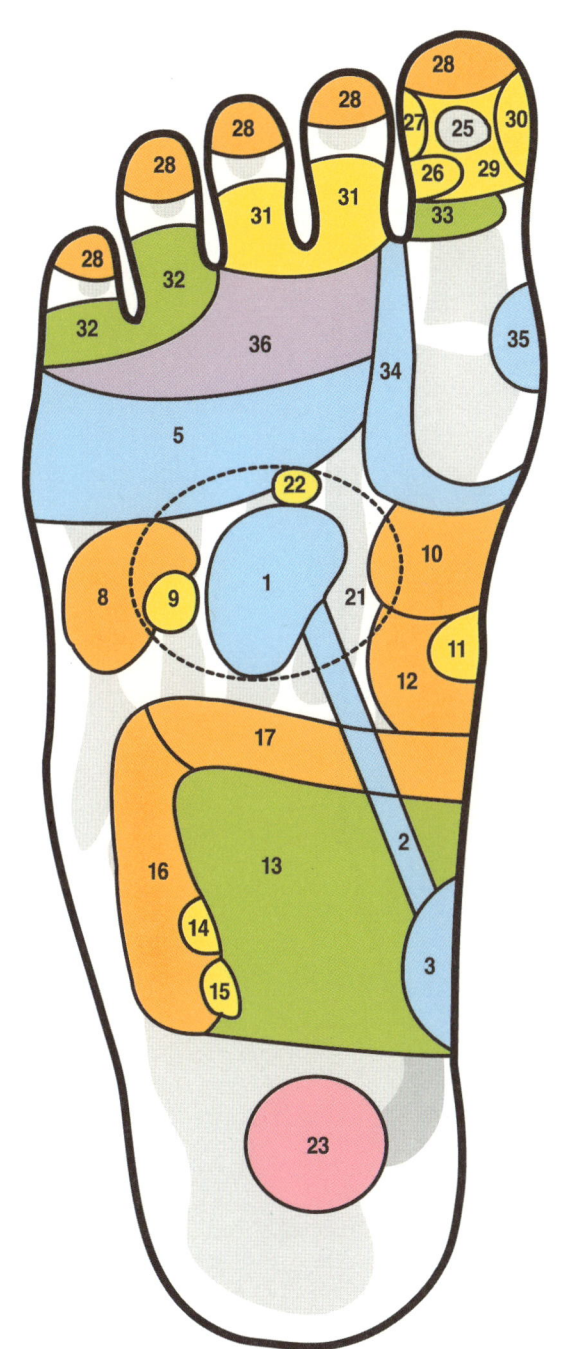

오른쪽 발바닥 대응 부위도

1. 신장
2. 수뇨관
3. 방광
5. 폐, 기관지
8. 간
9. 담낭(쓸개)
10. 위
11. 췌장
12. 십이지장
13. 소장
14. 회맹관
15. 맹장
16. 상행결장
17. 횡행결장
21. 복강신경총
22. 부신
23. 생식선
25. 뇌하수체
26. 소뇌
27. 삼차신경
28. 전두동(이마)
29. 뇌
30. 코
31. 눈
32. 귀
33. 목
34. 갑상선
35. 부갑상선
36. 승모근

왼쪽 발바닥 대응 부위도

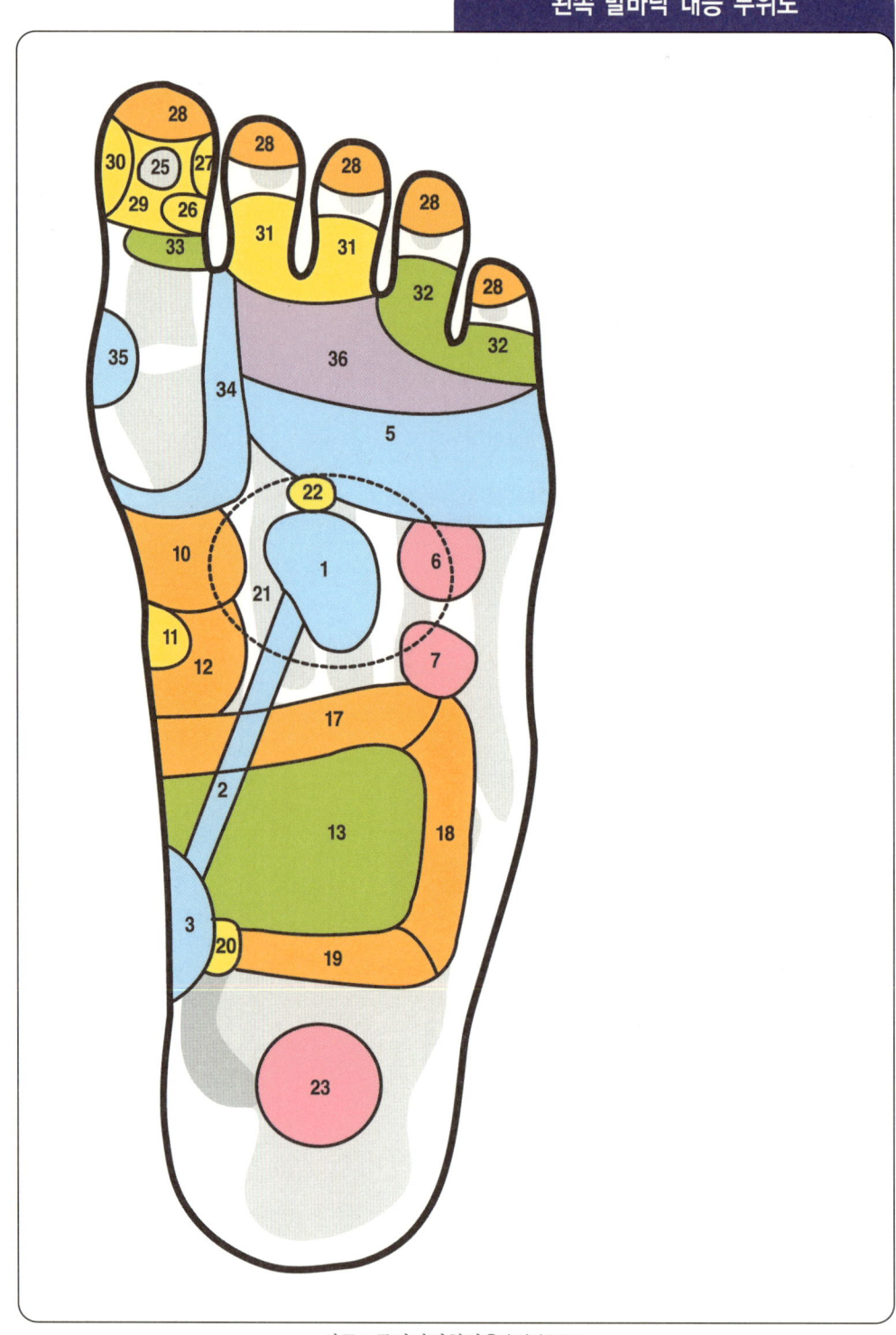

한국표준발관리협회ⓒ奇宇信2002

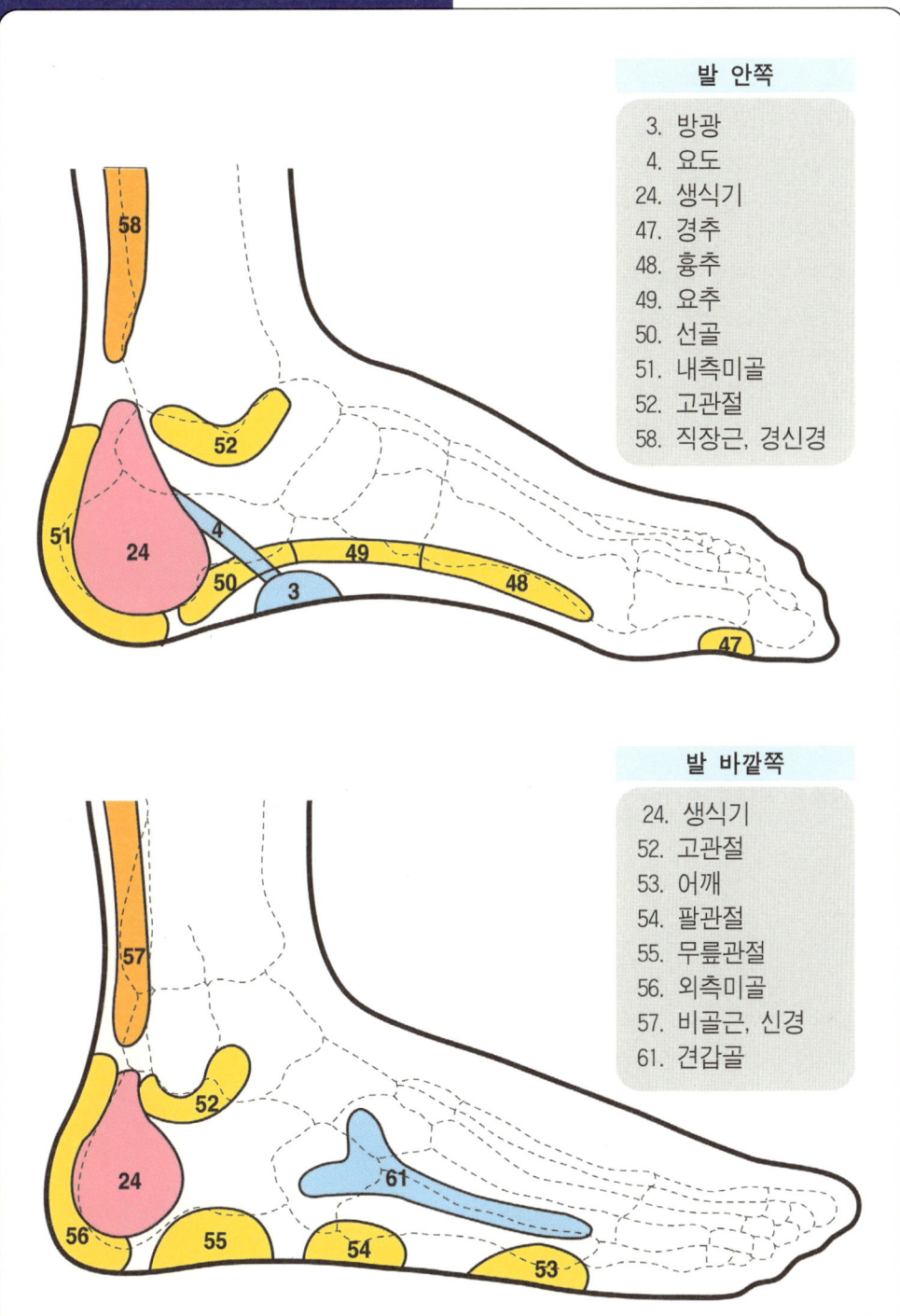

일러두기

이책은 근래에 발에 대한 관심이 확산되어 발 관리 전문점도 늘어나고 또한 발에 관한 출판물이 많이 보급되고 있는 시점에 누구나 좀더 쉽게 습득하여 올바른 발 관리를 할 수 있도록 설명하고 있다.

현재 시중에 널리 퍼져 있는 출판물 중에는 훌륭한 서적도 많이 있지만, 그러나 발 관리를 짧은 시간에 알기 쉽게 습득할 수 있는 출판물을 찾기가 쉽지가 않다.

대부분의 출판물은 독자들이 책을 읽는 순간에는 이해가 가지만 책을 덮는 순간부터 기억할 수 없다. 수 많은 병명에 대응하는 부위를 일일이 기억할 수 없는 것은 당연한 이치이다. 바쁜 현대생활에 정말 어려운 일이 아닐 수 없다. 그러나 이책은 자연스럽게 기억할 수 있도록 꾸며 놓았다. 책의 내용을 간단히 설명하자면

"독자가 필히 기억할 내용은 밑줄을 그어 놓았다."

제1편

발의 중요성을 설명한 것으로서 이해하기가 충분치 못한 부분이 있어도 독자는 잡지책 읽듯이 편안하게 읽어 주길 바란다. (제3편에서 충분히 이해할 수 있게 설명해 놓았다)

제2편

인체를 모르고 발 관리를 한다는 것은 항해도와 나침반 없이 항해하는 것과 마찬가지이기 때문에 동양의학과 서양의학에서 보는 생물학적인 측면에서 인체의 구조 및 기능에 대하여 설명하였다.

좀 딱딱한 느낌의 설명이지만 일부러 기억하려고 노력할 필요 없이 "이런 것이 구나" 정도로 편안한 마음으로 읽어주길 바라며

제3편

발 관리 실기에 관한 설명으로 누구나 쉽게 이해하고 습득할 수 있도록 상세하게 설명해 놓았다.

예를 들어서 등산을 하기 전에 미리 코스를 정해놓고 출발하여 언덕, 계곡, 바위 등을 지나서 하산하여 귀가하듯이 발 관리 실기도 손 혹은 봉으로 일정한 코스를 한바퀴 도는 것이다.

여러분이 정해진 등산 코스를 계속 12회 정도 다녔다면 장애물 계곡 등등의 코스 구석구석의 위치를 자연적으로 잘 알고 외우고 있듯이 발 관리도 12회(1회에 40분 소요/12회 8시간) 정도 실기 수련하면 반사구의 위치를 자연히 기억함과 동시에 6장 6부의 기능 및 병명도 저절로 외워 지게 되는 것이다.

이 책의 1편과 2편은 실기를 돕기 위한 설명으로서 탐독하는데 2시간 소요, 실기연습 12회 8시간 합쳐서 10시간정도 이면 일반적으로 누구나 습득할 수 있는 것이다.

여유있게 1일 1시간씩 12일간 혹은 1일 2시간 씩 6일만에 완전 습득할 수 있다.

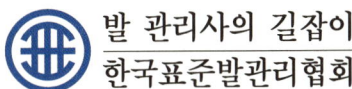

발 관리사의 길잡이
한국표준발관리협회

남녀노소 누구나 12시간이면
발 지압사 및·발 마사지사가 될 수 있다

지압 발 마사지

핵심만으로 쉽게 구성한 발 관리 지침서

건강신문사

머리말

　오늘날 문명은 고도로 발달되어 방안에 앉아서 세계정보를 입수할 수 있는 인터넷이 있는가 하면 밖에서는 전철, 자동차 등등 탈것이 기다리고 있으며 상점에는 인스턴트 식품으로 가득 차 있는 오늘의 현실.

　겨울에는 난방시설로 어디를 가도 추운 것을 느끼지 못하고 여름에는 에어콘 바람으로 더위를 모르고 사는 현대를 살아가는 우리의 모습.

　춘하추동 4계절의 감각을 잃어 자연의 생리를 멀리하며 살아가는 오늘날의 현대인.

　새로운 의약품 발명, 고도로 발달된 의료장비, 어려운 수술 성공소식 등을 날마다 보고 듣는 이 순간에도…

　그러나 늘어나는 환자들로 가득 채워진 병원, 새로이 발견되는 수많은 질병, 문명은 발달되는데 왜 병은 더 늘어나는가?

　그것은 오늘날의 현대인들은 인간도 대자연의 일부라는 것을 망각하고 자연의 섭리를 역행하기 때문에 질병의 고통 속에서 벗어날 수 없는 것이라고 말하고 싶다.

　조금만 통증이 생겨도 병원엘 가거나 약국에서 약을 구입해 먹어야만 되는 습관으로 인하여 인체의 면역체계는 마비되어 인체가 능히 치료할 수 있는 자연 치유력의 기능마저 저하되어 이제는 어쩔 수 없이 약물의 노예가 될 수밖에 없는 현대인, 오늘을 사는 우리의 자화상이 아닌가 싶다.

　발 관리는 약물이 아닌 손이나 봉으로 인체가 갖고 있는 자연 치유력을 촉진하는 방법으로서 자연의 섭리에 순응하는 올바른 건강관리이다.

　누구나 발 관리를 쉽게 습득하여 인체의 자연치유력을 다시 회복시켜 밝아오는 미래에는 건강하고 보람있는 삶이 될 수 있도록 해야한다.

　아직 부족한 부분이 많으나, 20년 전부터 자연건강을 연구하면서 체질개선 연구소를 운영하였고, 자연의학을 좀더 연구하기 위하여 중국으로 건너가 8년간 전승의학 연구 및 학술활동 한 것을 기초 삼아 많은 발관리 애호가들에게 조그만 보탬이 될 것이라 생각되어 이 책을 발간하게 되었다.

2002년 8월

한국 표준 발관리 협회 會長 奇 宇 信
(표준 발관리 보급운동본부)

■ 차례 ■

머리말/3

제1편 왜 발 관리를 해야 하는가 ······ 9

제1장 발 관리란 무엇인가 ······ 13
    1. 발 관리의 목적과 정의 ······ 13
    2. 발과 내장의 관계 ······ 14
    3. 질병이 왜 발에서 오는가 ······ 15

제2장 질병에서 벗어나려면 ······ 17
    1. 건강한 스트레스를 개발하라 ······ 17
    2. 마음을 비워라 ······ 18
    3. 발 관리를 하라 ······ 19

제3장 발이 생체에 미치는 영향 ······ 20
    1. 발에 걸리는 힘의 분석 ······ 20
    2. 발은 제2의 심장 ······ 21
    3. 병의 원인은 발의 침전물 ······ 22

제4장 발의 반사구 ······ 24
    1. 반사구란 무엇인가 ······ 24
    2. 발 반사의 종류 ······ 25
    3. 반사 요법은 어떤 것이 있나 ······ 26
    4. 반사구 역사와 오늘 ······ 26
    5. 발 관리의 실태 ······ 29

제5장 과학과 인체의 신비 · 31
 1. 현대의학의 중심인 서양의학 · 31
 2. 동양의학과 인체 · 32

제2편 인체의 동서양 생물학적 개론 · 35

제1장 인체의 구성 · 38
 1. 인체의 단위 · 39
 2. 각 기관계의 구조와 기능 · 41

제2장 동양의 기와 음양 오행설 · 47
 1. 기란 무엇인가 · 47
 2. 음양이란 무엇인가 · 48
 3. 음양 오행이란 · 50

제3장 경락과 기혈 · 52
 1. 경락이란 · 53
 2. 경맥이란 · 54
 3. 기혈이란 · 59

제4장 각 기관의 기능 · 62

제3편 발 관리 실기 …………………………………………83

제1장 발의 구조와 결함…………………………………88
  1. 발의 구조 ……………………………………………88
  2. 발의 결함 원인 ………………………………………90
  3. 발의 결함 종류 ………………………………………91

제2장 발 관리 준비 사항 ………………………………99
  1. 족탕기, 압봉, 추봉 …………………………………99
  2. 발 관리 용어 ………………………………………101
  3. 발 관리사의 준수사항 ……………………………104

제3장 족탕 발 관리 실기………………………………106
  1. 족탕의 효과…………………………………………106
  2. 족탕 방법 …………………………………………107
  3. 주의 사항 …………………………………………109

제4장 표준 발 관리 실기………………………………110
  1. 족탕실기 ……………………………………………113
  2. 복와위 실기 ………………………………………114
  3. 앙와위 실기 ………………………………………152

제5장 병 증상에 대응하는 발의 반사구 ……………182
  ■발바닥 반사구 대응각도·184 ■번호별 장기 명칭표·185 ■왼쪽발바닥 대응 부위도·186 ■ 오른쪽 발바닥 대응 부위도·187 ■발등 대응 부위

도·188 ■발 내외측 대응 부위도·189 ■증상별 반사구 도면 일람표·190 ■식욕부진·192 ■식중독·192 ■신경성 소화·193 ■치통, 치염·193 ■위통, 위궤양·194 ■위경련·194 ■위산과다·195 ■상 복부 팽만·195 ■하 복부 팽만·196 ■구취·196 ■미각 장애·197 ■십이지장 궤양·197 ■담낭염, 담결석·198 ■간염, 황달·198 ■간·199 ■간경변·199 ■만성 피로, 불안·200 ■췌장염·200 ■만성맹장염·201 ■장염·201 ■당뇨병·202 ■설사, 구토·202 ■변비증·203 ■직장염·203 ■치질·204 ■복부팽만·204 ■신장병·205 ■부종·205 ■요실금, 야뇨증·206 ■배뇨곤란·206 ■방광염·207 ■신장결석·207 ■고환충혈·208 ■생식기 질환·208 ■임포텐츠·209 ■생리불순·209 ■자궁질환·210 ■불임증·210 ■난소염증, 낭종·211 ■불감증·211 ■여성 질분비·212 ■천식·212 ■인두염·213 ■기관지염·213 ■해소·214 ■유행성 감기·214 ■알레르기성 비염·215 ■인후·215 ■폐염·216 ■편도선염·216 ■재채기·217 ■코골이·217 ■고, 저혈압·218 ■빈혈·218 ■협심증·219 ■동맥경화·219 ■임파선종·220 ■심장기능 장애·220 ■혈전·221 ■정맥류·221 ■혈액순환 장애·222 ■평형감각·222 ■귀에 통증, 이명·223 ■중이염·223 ■내이염·224 ■청각장애·224 ■차 멀미·225 ■근시, 눈병·225 ■망막염·226 ■백내장·226 ■치매, 기억 상실증·227 ■정신불안증·227 ■두통·228 ■신경통·228 ■신경쇠약·229 ■불면증·229 ■뇌손상, 척추이상·230 ■경부통·230 ■척추전만, 부상·231 ■좌골 신경통·231 ■여드름·232 ■탈모·232 ■습진·233 ■건선·233 ■피부발진·234 ■풍습성 관절·234 ■관절염 통증·235 ■류마티스·235 ■고관절염·236 ■과민증·236 ■발열·237 ■화상·237

정신적 스트레스 물리적 스트레스

❶ 호흡 불규칙
　인체내부 열 발생

❷ 심장 박동 불규칙
　혈압 불안정

❸ 각 장기에 기능이상
　초래 혈액 순환 불안정

❹ 발에 침전물 발생

❺ 각 장기 장애

❻ 발에 노폐물 계속 쌓임

❼ 자연치유력저하

❽ 중증의 질환(병)

❾ 발관리(노폐물 제거)
　각 장기 반사 요법시행

❿ 자연 치유력 회복

건강

질환발생 및 치유과정

제 1 편
왜 발 관리를 해야 하는가?

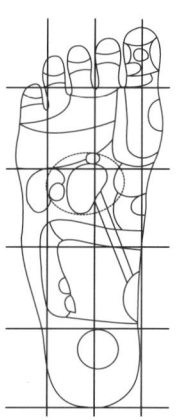

"발 관리를 하면 상상을 초월할 정도의 놀라운 효과가 기적처럼 나타난다!"

일반적으로 자신의 병은 본인이 제일 잘 알고 있다. 또한 자신이 병을 만든 것이다. 자신이 병을 만들고 그 병에 대해서 자신이 제일 잘 알고 있으면 본인 자신이 치료하는 것이 당연한 일이다. 그러나 오늘날 대부분의 사람들은 세상에 하나밖에 없는 자신의 귀중한 생명을 다른 사람에게 맡겨 치료해 주길 바라고 있으며 또한 그렇게 하고 있다.

가족이 병들거나 주변의 친지 친구 등 때문에 누구나 병원 입원실에 가보았을 것이다.

그렇게 당당하던 아버지의 모습, 항상 이해하고 사랑이 많으신 어머니의 모습, 항상 웃는 얼굴의 친구 모습, 그 모습은 다 어디 가고 주사 바늘을 꽂고 침대에 누워 있는 나약하고 슬픈 모습을 볼 때 가슴이 메어지지 않았던가?

자신의 생명을 맡기고 누워 있는 환자 자신의 허무감! 그 옆을 지키고 있는 보호자의 무력감! 모두가 괴로운 심정이다. 수술 중에 돌발사고가 발생해도 이의제기를 못 한다는 서약서에 떨리는 가슴으로 도장을 찍고, 수술실 문전에서 가슴 조리며 기다리는 보호자들의 초조하고 그늘진 모습들, 드디어 수술실에서 나오는 의사의 눈치만 살피는 보호자에게 한마디 "수술은 성공적입니다" 일반적으로 흔히 듣는 말이다.

한마디만 남기고 바쁘게 걸어가는 의사의 뒷모습만 바라보는 것이 오늘의 현실이다.

매일 입원실을 회진하는 의사를 붙잡고 자세히 문의도 하고 싶지만 바쁘게 일하는 의사의 눈치만 살피는 환자와 보호자들. 수많은 환자의 한사람 한사람의 생명은 그 무엇과도 비교될 수 없는 세상에 하나뿐인 생명이다.
병의 원인, 현재의 상태, 치료계획, 완치는 되는지 또는 수술은 꼭 해야만 하는지 등등의 의문이 많은 것이다. 의술을 모르는 환자 보호자에게 이해할 수 있는 상세한 설명이 필요한 것이다.

과연 무엇이 성공적인 수술이고 무엇이 실패한 수술인가? 우리 주변에 수술 후에 얼마 살지 못하고 세상을 등진 사람이 얼마나 많은가?

막대한 경비를 들여 새로운 약물 개발, 첨단 의료장비 제작 등등, 연구 개발을 하지만 왜 환자는 점점 늘어만 가는가? 한마디로 오늘을 살아가는 우리들이 자연을 멀리 하기 때문이라고 말하고 싶다.

비싼 약을 먹어야 되고, 큰 병원엘 가야만 되고, 날마다 간식 먹듯이 보약을 먹어야 병도 고칠 수 있고 건강하게 사는 것이라는 고정관념에 중독되어 있는 현대인!

고정관념을 버리고 인간도 대자연의 일부임을 받아 들여야만 질병의 고통에서 벗어날 수 있는 것이다.

자연의 섭리를 거역하는 것은 자기존재를 거부하는 것과같은 것이다.

인체에게는 자신에게 들어온 병은 인체 자신이 치유할 수 있는 능력이 있다. 그 능력도 자연의 섭리 중 한 부분이다.

"나의 신체에 생긴 병은 나의 신체의 힘으로 치유한다."

즉, 내 자신이 치료하는 것은 당연한 것이다.

세상에 하나뿐인 귀중한 나의 생명. 나의 신체를 남에게 맡기지 말고 모든 질병의 두려움과 걱정을 떨쳐버리고 자신감을 갖고 자연의 위대한 힘이 발휘될 수 있도록 고정관념의 중독 속에서 뛰쳐나와야 한다.

병원에서 치료중인 경우라도 "치유의 대단한 힘은 내 자신에게서 나온다"는 굳은 신념으로 정신무장을 하고 치료에 임한다면 빠른 시간에 건강을 회복하여 한층 더 보람찬 삶을 살아갈 수 있을 것이다.

제 1 장
발 관리란 무엇인가?

발 관리의 목적과 정의

<u>발 관리의 목적은 인체의 기능을 항상성(그리스어 Homeostasis 즉 항상 일정한 상태를 유지함) 원리에 의해서 유지시켜 주고 또한 기능저하시에 회복(자연 치유력)시켜 주는 것이다.</u>

항상성이란 인체는 하나의 유기체로서 인체 한 부분이 고장났을 경우 외부의 도움 없이 인체 내부의 힘으로 원래 상태로 환원시키는 성질을 말한다. 즉 자연 치유력이다.

예를 들자면, 다쳤을 경우 일반적으로 찰과상 정도는 약을 바르지 않아도 며칠 후면 쉽게 아물어 원래의 피부 모습으로 환원된다. 또 복통, 두통 등도 한참 지나면 씻은 듯이 사라지는 것을 누구나 경험했을 것이다.

일반적으로 대부분의 질병은 외부의 도움 없이 인체의 자력으로 자연치유되고 있다. 그러나 오늘날 현대인은 인체의 힘으로는 도저히 자연치유를 할 수 없는 경우가 허다하다. 조금만 아파도 약을 남용하는 등 인체가 할 수 있는 일을 외부에서 대신 하는 습관을 길러 줌으로써 인체는 점점 자연치유의 능력을 잃고 있는 것이다.

또한 인체를 함부로 관리한 탓에 항상성을 발휘할 수 없는 처지로 만드는 경우 등으로 인하여 돌이킬 수 없는 합병증을 유발하여 고생을 하며 살다가 나아가서는 죽음으로 이어지는 경우가 우리 주변에서는 흔하게 볼 수 있다 이 얼마나 안타까운 현실인가.

그러나 지혜로운 인간은 대부분의 질병이 발로 인하여 발생한다는 것을 알았고, 정말 중요한 것은 대부분의 질병은 발 관리로 자연 치유력을 향상시킬 수 있다는 것을 발견한 것이다. 정말로 다행스럽고 위대한 발견이 아닐 수 없다.

발 관리는 언제 어디서나 간단히 실행할 수 있고 부작용이 전혀 없으므로 남녀노소 구별 없이 누구나 자연 치유력에 의해 건강을 지킬 수 있다.

발과 내장의 관계

발이란 걸을 수 있고 차고 뛰고 오르고 내릴 수 있으면 그만이지, 발에 무엇이 있다고 더러운 발바닥으로 멀리 떨어져 있는 내장을 고칠 수 있다는 말인가?

발을 관리함으로써 많은 병을 고칠 수 있다는 사실을 대부분의 사람들이 좀처럼 믿지 않는다. 그러나 간단한 설명으로 쉽게 이해 할 수 있는 것을 예를 들어보자. 여름철에 더위를 피하여 시원한 계곡에 피서를 가서 산에서 내려오는 얼음처럼 찬물에 발을 조금만 담그고 있으면, 6장 6부(일반적으로 5장 6부로 알고 있지만 동양의학적으로는 심포를 포함하므로 6장 6부 임)는 물론 머리 속까지 시원해지는 것을 체험하였을 것이다. 여기에서 잠깐 생각해 볼 필요가 있다. 발을 물에 담궜는데 왜 전신이 시원한 것인가? 발만 시원해야 원칙

아닌가? 의문이 생긴다. 그렇다면 발은 내장 및 전신과 직통으로 연결되어 있음이 확인되는 것이다.

또 다른 예를 들자면 밤중에 무서운 것을 보거나 으슥한 산길 혹은 골목길을 걸을 때에 가슴이 뛰고 다리가 경직되어 떨리며 발이 안떨어지는 경험도 했을 것이다. 심장이 두근거리는데 왜 발까지 떨리는가? 발과 심장 사이에 깊은 관계가 있다는 것도 쉽게 알 수 있는 것이다.

<u>즉 발에는 내장 및 전신과 연결되는 신경과 경락이 있다.</u>

(여기에 대해서는 제2편과 제3편의 상세한 보충 설명을 참고 바람)

질병이 왜 발에서 오는가?

질병은 90% 이상이 스트레스(Stress)로 인하여 발병되는 것이다.

스트레스란 정신적인 것만을 생각하는 것이 일반적이지만, 실상은 매우 다양하다. 예를 들어, 꽉 끼는 청바지 등을 입었을 때 인체의 체표(피부)가 상당한 스트레스를 받는 것이며, 소변을 참을 때도 인체 내의 방광은 심각한 스트레스를 받고 있는 것이다. 특히 하이힐을 신거나 맞지 않는 구두를 신었을 때 발이 입는 스트레스는 엄청난 것이다. 고약한 냄새는 코에 스트레스를 주며, 쇠붙이 긁는것과 같은 듣기 싫은 소리는 귀가, 흉칙한 것을 보면 눈, 먹기 싫은 음식에는 입이 스트레스를 받는 것이다.

즉 스트레스란 볼 수도 없고, 들을 수도 없고, 맛볼 수도 없으며, 또한 냄새도 맡을 수 없고 측정할 수도 없는 것으로서, 우리의 심신이 싫어하는 것을 말하며, 또한 싫어하는 표현은 인체에서 반응이 정확히 나타난다. 또한 고함을 지르고 성질을 낼 경우는 <u>먼저 호흡이 일정치 않게 되어 폐에 장해가 생김과 동시에 혈행이 빨라져서 맥박이 빠르게 되고, 맥박이 빠르면 혈압이 높아지게 되므로 각 장기에 혈액 공급이 일정치 않아서 제 기능을 발휘 못하게 되는 것이다.</u>

예를 들어서 화가 났거나 기분 나쁜 일을 당했을 때 식사를 하면 소화액 등의 분비가 일정치 않고 위 역시 제기능을 발휘치 못하여 소화장해를 일으키게 되는 것이다. 즉 각 장기 및 전신에 스트레스성 신경자극을 가함으로써 일정치 못한 혈액순환(경락순환 포함)이 됨으로 인해서 전신의 끝부분이며 밑바닥인 발에 침전물이 고이게 되는 것이다. 침전물이 생기면 심장에서 나오는 혈액이 전신에 일정하게 순환할 수 없는 상태가 되어 각 장기는 제기능을 발휘할 수 없게 되는 것이다. 이 상태에서, 예를 들어 각 장기 중에 위가 제기능을 못한다면 그것이 질병이며 위장병인 것이다.

제 2 장
질병에서 벗어나려면?

건강한 스트레스를 개발하라

　현대생활을 하려면 직장엘 나가야 되고, 가정살림을 해야 하고, 부모님을 모셔야 하고, 자식을 키워야 한다. 심지어 끔찍한 사건을 보도하는 TV뉴스, 길거리에는 똑바로 볼 수 없을 정도의 눈부신 네온사인 등등 어디를 가도 쉴 사이 없이 스트레스를 받으며 또한 긴장 속에서 생활해야 한다. 오늘을 사는 우리들, 어쩔 수 없이 스트레스를 받고 살아야만 되는 실정이다. 스트레스가 질병의 원인이라면 현대인 전부가 질병을 갖고 있는 것이 아닌가? 그러나 어느 정도의 경미한 스트레스는 인체의 항상성에 의해서 거뜬히 해결되며, 또한 스트레스 종류에 따라서 오히려 인체에 도움을 줄 수도 있다.

　예를 들면 선선함, 따스함, 부드러운 음악, 가벼운 운동, 가벼운 흥분, 부드러운 피부자극 등은 인체의 혈액 흐름에 작은 변화를 발생하게 하고, 그 변화가 각 장기에 작은 자극을 줌으로써 기능을 더 활발하게 하는 요인도 될 수 있는 것이다. 아무리 좋은 이야기도 세 번 이상 되풀이하면 기분이 상해지는 것처럼, 운동 혹은 감정 등이 지나치게 과하면 스트레스가 되어 인체가 해를 받는 것이다. <u>항상 상쾌할 정도의 스트레스를 자기 자신이 만들어서 하루도 빠짐없이 활용한다면, 가끔 심한 스트레스를 받았을 경우라도 인체에 큰 해를 당하지 않고 건강하게 사회생활을 할 수 있는 것이다.</u>

일반적인 스트레스를 들어보면, 정신적 불안, 초조, 걱정, 질투, 원한, 분노, 흥분, 긴장, 미움, 시기, 갈등, 놀람, 소외감, 죄책감, 두려움 외에 편식, 불균형한 자세 등의 생활습관 등이 있으며, 또 술, 담배, 커피 및 자극성 음식물(심하게 매운 것, 짠 것) 또는 과음 과식에 의한 스트레스, 또는 습관성 약물 복용, 그리고 대기오염, 환경 변화(추위, 더위, 소음 등등) 및 각종 사고로 인한 스트레스 등등 다양하다.

마음을 비워라

흔히 말하는 "마음을 비워야 한다"는 것은 현대의 각박한 생활 속에서 정말 어려운 일이 아닐 수 없다. 그러나 마음을 비울 수 있는 한 최대한 노력해야만 한다. 마음을 비운다는 것은 한마디로 스트레스에서 해방되는 것이다. 돈 버는 것도 억지로 되는 것도 아닌데 날마다 눈만 뜨면 돈, 돈 하면서 걱정하며 사는 사람도 있고, 내일의 주가는 오를까 내릴까 등등으로 온종일 걱정으로 시작해서 걱정으로 하루를 마무리 짓는 오늘의 현실! 무엇을 먹을까, 무엇을 입을까, 너무나 걱정이 태산이며, 또 사랑하는 사람이 변심하지 않을까, 혹은 집에 강도가 들어오지 않을까, 귀가시간이 늦어진 남편, 자식의 걱정 등등 일상생활 속에 자리잡은 이런저런 걱정들, 또 질투, 원한, 욕심, 교만, 슬픔, 노여움 등 역시 인체의 기능저해 요소인 스트레스이다. <u>내일의 걱정을 오늘 미리 하지 말라. 걱정한다고 변화가 생기는 것도 아니므로 가능한 잊어야 한다.</u>

질투, 원한 등은 나의 심신만 병들게 하는 것이다. 차라리 용서하고 사랑하고 화해를 하면 마음에 평화가 오고, 마음의 평화로 인하여 신체엔 피의 흐름이 순조롭게 되어 자연 치유력이 강화되며, 그럼으로서 질병은 자연히 사라질 것이며, 또한 하고자 하는 일도 만사 형통될 것이라 믿는다. 마음속의 분노, 미움 등은 모두 화나게 만드는 것으로서, 인체엔 질병의 씨앗이 된다. 차분한 마음으로 모두 잊어버리고 사랑으로 감싸 보라! 놀라울 정도로 기쁜 마음으로 변할 것이다. 만약 병으로 고생하던 사람이라면 몸이 날아갈 듯이 가벼워지고, 산책이라도 하고 싶은 충동이 일어날 정도로 신체의 변화가 틀림없이 생긴다.

마음이 병을 만들기도 하며 병을 막아낼 수도 있는 것이다. 중국 고서에 기록된 "인생사 세옹지마"라는 말을 다시 한번 되새기며 살아간다면 마음 비우는 것도 대단히 어려운 것만은 아니라고 생각한다.

발 관리를 하라

한마디로 발 관리를 2주만 계속하면 누구나 놀라울 정도로 신체의 변화를 느낄 것이다. 경우에 따라서는 하루 만에 좋아졌다는 사람도 있으며, 병원에서도 포기한 병도 기적같이 완치되는 경우도 생기며, 의기소침한 생활을 하던 사람이 의욕이 왕성하게 되는 새로운 좋은 변화가 생기게 된다.

<u>발 관리는 돈이 드는 것도 아니고 전혀 부작용도 없으며, 손 혹은 지압 막대 하나면 언제 어디서든지 관리를 할 수 있다.</u>

발 관리를 해서 손해 보는 것이 없으니 무조건 실행해 보라. 왜 이제껏 발 관리를 하지 않았나 할 것이다. 아직도 늦은 것은 아니다. 이제부터 건강한 삶을 제대로 찾은 것이다.

발 관리를 하면 얼굴에서 광채가 생기며 자세도 좋아지고 눈빛이 영롱해진다. 여성은 화장이 잘 받으며 피로는 물론 스트레스도 사라진다. 상상했던 것보다 훨씬 놀라운 효과로 만족하게 될 것이다.

제 3 장
발이 생체에 미치는 영향

발에 걸리는 힘의 분석

발은 인간이 직립으로 걸을 수 있는 기관이며, 또한 체중을 지탱하면서 어떤 상황에서도 몸의 균형을 유지할 수 있도록 지탱하는 역할을 하고 있다. 일반적으로 네발이 아닌 두발로 지탱해야 하므로 체중이 2배가 걸리며, 또한 직립으로 신체가 우뚝 서 있기 때문에 신체의 중심이 높이 올라가 있으므로 두발에 가해지는 힘은 대단히 크게 되는 것이다. <u>두발에 가해지는 힘은 발 뒤꿈치(40%), 발 앞부분(60%)으로 분산되는 것이 정상이지만</u>, 인간은 서 있는 자세로 있는 경우는 적으며, 또한 서서 있을 경우라도 일반적으로 한쪽 발에 체중을 실으며 서 있게 되어 하중이 한 곳으로 몰려서 발에 고장을 일으킨다. 또한 자세의 변화에 따른 신체 중심 이동이 수시로 변하므로 체중이 한쪽 발에서도 한 부위에 중점적으로 하중이 걸리는 경우가 많다. 특히 인간의 자세는 뒤로

젖혀지는 경우는 적고 일반적으로 앞으로 굽히는 자세가 대부분이므로 발의 앞쪽(발가락 부근)에 하중이 치우치게 된다.

 더욱이 여성이 하이힐을 신었을 경우는 전체의 하중이 앞쪽에 걸리게 되므로, 발의 고장이 남성보다 더 많이 발생하게 된다. 즉 발에 걸리는 힘의 분배가 계속 한 부위에 치우칠 경우 발에 고장이 발생하며, 발의 고장은 내장 및 전신에 영향을 주어 질병이 되는 것이다.

발은 제2의 심장

 우주 공간에는 무수한 전파로 가득 차 있다. 방송국 또는 통신위성에서 내는 것뿐만 아니라 수없이 많다. 예를 들어서 KBS라디오 방송의 710KHz라는 것은 710,000회의 파장이란 뜻이며, 이것을 라디오에서 수신하여 710KHz를 걸러내고 710KHz에 실린 음성파장(귀로 들을 수 있는 소리)만 들려주는 것이다.

 모든 소리는 파장을 갖고 있으며 일상적인 우리의 대화도 파장으로서 1KHz(1000회 파장) 내외이다. 인간의 귀로는 아주 낮은 파장과 아주 높은 파장은 들을 수가 없는 것이다.

 또한 물체와 물체가 부딪치면 에너지가 발생함과 동시에 파장이 생긴다. 예를 들어, 구름 덩어리가 서로 부딪쳐 번갯불을 만들어 내고 천둥소리(파장)도 만들어 내는 순간에 강한 에너지(전기파장)가 발생하여 벼락도 치는 것이다. 높은 건물에 피뢰침을 달아 놓은 것도 벼락(강한 전기)이 칠 경우 그것을 땅 속으로 흘려 보내기 위함이다. 현대의 전기공학자들은 벼락을 인류가 사용할 수 있는 전기로 만들 수 있는 방법을 연구중에 있다.

 태양계의 일정한 에너지가 지구를 감싸고 있는 에너지(대기권)와 부딪쳐서 발생되는 파장은 1분간에 18회이다. 이 파장은 지구 대기권에 항상 일정하게 골고루 퍼진다. 이 파장이 바다에 부딪쳐서 항상 파도가 1분에 18회 일어나는 것이다. 또한 이 파장은 인체의 폐 속에 들어감으로써 우리가 1분에 18회의 공기를 호흡하게 되는 것이며, 다시 심장으로 연결되는 과정에 열 에너지가 발생하며 음양의 자연법칙에 의해서 18회 파장의 2배인 36도로 인간의 체온이 유지되는 것이다. 열 에너지인 체온은 다시 음양의 자연법칙에 따라 심장을 움직이게 함으로써 36의 2배인 72회의 심장박동으로 우리의 생명은 유지되는 것이다. 심장의 박동(펌프 역할)과 인력(지면으로 끌어내리려는 힘)의 작용으로 혈액은 전신에 골고루 전달되어지는 것이다.

  심장과 가까운 거리에 있는 머리 등은 혈액이 쉽게 전달되고 다시 정맥을 타고 돌아오기가 용이하지만, 심장과 제일 멀리 떨어져 있는 발에는 공급은 쉽지만 돌아올 수 있는 힘이 없는 것이다. 그러나 인체에는 발에서 되돌아갈 수 있는 힘을 만드는 모세혈관 망을 가지고 있다. <u>전신에 분포된 모세혈관이 가장 많이 밀집 분포된 부위가 발이다.</u> 모세혈관 작용이란 간단히 설명하자면, 컵에 물을 부어 놓고 아주 가느다란 관을 꽂아 놓으면, 컵속의 물 높이보다 훨씬 위까지 관에 물이 올라와 있는데 이와같은 작용을 말한다. 즉 큰 용기 속의 작은 관은 빨아 당기는 작용을 가지고 있는 것이다.

  간추려 설명하면, <u>심장박동의 힘으로 보내준 혈액을 각 세포는 공급받아 영양을 취하고, 대신 불순물이 섞인 혈액을 심장으로 되돌려 보내는 과정의 힘은 모세혈관 작용에 의해서 이루어지기 때문에 발은 제2의 심장이라고 한다.</u>

병의 원인은 발의 침전물(노폐물)

  침전물이란 밑바닥에 쌓이는 노폐물로서, 아파트의 옥상에 있는 물탱크의 밑바닥을 보고 나면 야채를 씻어 먹을 수가 없을 정도로 더러운 감이 들게 될 것이다. 아무리 깨끗한 물이라도 용기에 오랜 시간 놓아둔 후 밑바닥을 보면 미끄럽고 더러운 것이 침전되어 있는 것을 보았을 것이다. 인체의 밑바닥인 발도 예외가 될 수 없다. 침전물이 당연히 고이게 마련인 것이다. 일반적으로 건강한 사람은 약간의 침전물이 생기면 모세혈관의 작용으로 쉽게 신장으로 보내 침전물을 걸러 낸 후 방광으로 보내져 소변이 되어 밖으로 배출시키지만, 심한 스트레스 등으로 인하여 생긴 침전물은 시간이 흐를수록 쌓이게 되어 결국은 혈액순환이 원활치 못하여 장기의 기능장해가 생기고, 이것이 질병이 되는 것이다.

　침전물을 오랫동안 방치하면 근육과 뼈 사이까지 침전물이 침투하여 단단한 덩어리가 되는데, 이것이 혈액순환을 막는다. 침전물은 발바닥, 복사뼈 및 관절 주변 등에 많이 고이며, 경우에 따라서는 발등, 정맥관 등에서도 침전물이 붙어있어 중증의 기능장애가 생긴다.

　발 관리에서 제일 중히 다루는 부분이 노폐물을 체외로 배출시키는 일이다.

제 4 장
발의 반사구

반사구란 무엇인가?

반사구란 한마디로 인체의 내장 및 전신이 신체 한 부분과 연결되어 있는 부위를 말한다.

일반적으로 두통이 나면 머리를 툭툭 건드리고, 복통시엔 배를 움켜잡거나 무의식중에 문지르게 된다. 손이 자연스럽게 가는 것은 인간의 잠재의식으로 인해서이다. 통증 부분을 손으로 감싸면 어떤 경우엔 통증이 슬며시 없어질 때도 있다. 그러나 간, 폐, 대장, 위 등의 내장은 손으로 만질 수 없기 때문에 속수무책이다. 하지만 동양의 옛 조상들은 오랜 옛날부터 반사구를 발견하여 질병퇴치에 애용해 왔으며, 그것이 오늘날까지 전래되어 많은 임상경험을 토대로 반사요법이 행해지고 있는 것이다.

<u>인체에는 반사구가 손, 발, 귀, 코, 머리, 얼굴 등에 분포되어 있으나, 손과 발</u>

을 제외한 다른 부위는 반사요법을 행하기가 쉽지 않다. 손도 반사요법도 효과를 보고 있는 부위로서, 현재 수지침 등을 애용하는 많은 사람에게 각광을 받고 있다. 또한 수지침은 한국에서 개발한 것으로서, 한국은 물론이고 외국에서도 호평을 받으며 애용자가 늘어나고 있는 추세로서, 앞으로 전세계에 널리 퍼뜨려 인류건강에 이바지하여 주길 바라며, 계속 연구 발전하기를 기대하는 바이다.

또한 많은 반사구 중에서 발의 반사구는 심장에서 멀리 떨어져 있어서 전혀 부작용이 없으며, 혈액순환 상태 및 각 기관의 장애를 어느 부위보다 빨리 발견할 수 있으며, 반사반응 역시 효과가 대단히 좋은 부위이다.

발 반사의 종류

발 반사에는 신경반사와 경혈반사로 나눌 수 있다. 신경반사란 발의 체표를 눌렀을 때 신경이 함께 눌림으로 내장 및 전신의 반응을 관찰하여 반응하는 부위를 반사점으로 정한 것으로서, 그 눌린 신경이 뇌에 전달되면 뇌에서 반사점에 해당되는 장기에 전달되거나 또는 뇌에 전달되는 신경과는 별도로 장기에 직접 반사된다. 신경반사에 의해서 활발한 혈액순환을 이루어지게 되는데, 이럼으로써 각 기관이 제기능을 발휘할 수 있게 된다.

경혈반사란 동양의학의 기본인데, 쉽게 설명하자면 침뜸 부항을 하는 신체 부위를 말하는 것으로서, 특히 전신에서 중요하게 다루는 부위가 발이다.

특히 손발은 경락의 대표인 12경맥이 시작되거나 끝나는 부위로서 치료효과에서 대단한 비중을 차지한다. 경락이란 내장을 포함한 전신에 일정하게 기를 공급하는 통로로서, 그 통로 중간 중간에 기(생체 에너지)가 출입하는 지점이 경혈이며 반사점이다. ("제2편의 상세한 설명을 참고 바람")

반사 요법에는 어떤 것이 있나?

대표적인 것이 침이다. 그러나 침은 고도의 기술을 요하는 것이다. 침을 잘 맞으면 다행이지만, 잘못 실수하면 병이 더 악화되는 등 부작용을 감수해야 한다.

침을 시술하는 방법은 정확한 경혈을 찾아야 하며 또한 침을 꽂는 각도, 꽂는 속도 빼는 속도에 따라서 침의 효과가 반대 작용이 될 수도 있는 것이다.

둘째로 뜸이나 부항인데, 이것은 화상 및 피부에 흉터가 생길 수도 있는 것이므로 병의 질환 상태로 침, 뜸을 구별하여 시술해야 한다. 자격이 없는 사람이 침, 뜸, 부항을 시술하는 것은 위험한 일이 아닐 수 없다.

여기서 말하는 발 반사 요법은 배움이 없이 적당히 마음대로 비벼 주어도 전혀 해가 없는 것이다. 일반적으로 문병 가서 아주 가까운 사이라면 발을 주물러 준 경험이 있을 것이다. 큰 효과가 있고 없고는 차후 문제이고, 중요한 것은 환자의 기분이 안정되고 좋아지게 되는 것이다. 그러나 이왕이면 <u>훌륭한 발 관리사가 되어 손 혹은 지압봉을 사용하여 올바른 발 관리를 하면 놀라운 효과가 나타날 것이다.</u> 아주 작은 경혈점도 넓은 지압봉과 손을 사용하여 그 근처만 눌러 주어도 그 경혈점이 자극을 받게 되므로 쉽고 편리하다.

반사구의 역사와 오늘

지금으로부터 5000년 전에 중국에서는 인간의 운수와 생명을 관지법이라 하여 발로 결정을 행하여 왔으며, 중국 한나라 시대인 2000년 전에는 더 발전되어 학문적인 체계인 족심도에 의한 의술활동을 하였다. 400년 전에는 유럽의 아담스 박사, 아타티스 박사, 벨 박사 등이 발 지압요법을 세상에 알리고 많은 질병을 고친 사례가 역사에 기록되어 있다.

20세기에 들어와서 미국의 W. 피츠제럴드 박사는 반사구를 체계화시켜 세계에 널리 전파하였다. 당시에 반사구 안마가 유행하여 큰 영향을 미치기도 하였다. 1916년에 미국의 E.W.보와 박사에 의해서 반사구 치료법이라 부르게 되었고, 1925년에는 미국 정부의 간행물에 발 반사가 인체에 효과가 있다고 게재함으로써 정부에서 인정하게 되어 발 반사 전문학교가 생기게 되었다.

아시아에서는 스위스 태생의 신부인 오약석(대만 이름으로 개명), 일본에서는 니시 가즈조 선생이 발 반사에 대한 연구 및 보급운동을 함으로써 날로 관심도가 높아가고 있는 실정이다.

현대에는 발의 중요성을 재인식하고 많은 의학자 및 일반 연구가들이 앞다투어 발의 베일을 벗겨 연구발표하고 있다.

한국에서도 많은 학술 연구팀이 있으며, 또한 발에 관한 여러 단체에서 혹은 독자적으로 연구에 몰두하고 있다. 그러나 이미 외국에서 연구 발표한 자료를 갖고 자신이 발견한 것처럼 책을 쓰거나 강연을 하는 사람도 있다. 많은 발 관리 애용자 및 연구자에게 혼동을 주어서는 절대 안 되는 일이다. 양심껏 자제하길 바라며 앞으론 독자적으로 연구개발하여 발 관리 발전에 초석이 되어 주길 바란다.

외국의 발에 관한 주요 연구자는 다음과 같다.

■ 프랑스

소오렐

발에 관한 수종의 책을 저술하였다. 그는 특히 양쪽 복사뼈의 아랫부분을 누르면 통증이 발바닥에 반사되는 질환을 발견하였는데, 이것을 소오렐씨병(복사뼈 장해)이라 한다.

■ 독일

호오만

「다리와 발」이라는 책을 저술하여 발과 내장 질환에 관한 관계를 상세히 설명하여 발 반사 연구에 크게 도움을 주었다.

보옴
「인간과 발」이라는 책을 저술하여 인체에서 발의 중요성 특히 강조 하였다.

쾰러(런트겐과 의)
어린이에게 많고 남자보다 여자에게 많은 질환으로 주상골 위가 붓거나 통증이 있는 병을 발견, 이것을 제1쾰러씨병이라 부른다. 제2쾰러씨병은 중족골 머리부분의 질환을 말한다.

하임(육군 군의), 븐 데르리히(해군 군의)
발을 손상하면 13종의 병 발생 및 척수에 장애가 온다는 것을 발견하여 발표하였다.

■ 미국

모르톤
「인간의 발」이라는 책을 저술하여 발과 생체의 역학관계를 강조하였다.

F. 레원
발은 건강 전부를 관장하므로 발이 중요함을 특히 강조하였다.

필라델피아 모르톤(외과의)
발가락을 한꺼번에 모아서 눌렀을 때 양쪽 발 중에 한쪽 발에만 통증이 느껴지는 것으로서 제4중족골 윗부분에 염증이 있다는 것을 발견하였는데, 이 병을 모르톤씨병이라 한다.

■영국

헤이하오
「발의 건강과 질환」이라는 책을 저술하여 발과 심장병, 신장병, 혈관병의 관계를 상세히 연구하여 발표하였다.

트루에타
세계 2차 대전 당시 발견한 내용으로 발을 손상한 사람은 신장 기능 장해가 온다는 것을 발표.

■오스트리아

알바아트(외과의)
아킬레스건의 염증의 원인 등을 상세히 연구하여 알바아트씨병이라는 것을 발견하였다.

상기 이외에도 무수한 발 연구가들이 있고, 많은 연구 자료를 발표하여 인류 건강 발전에 기여하였다.
(제3편 발 결함에 대한 상세한 설명을 참고 바람.)

발 관리의 실태

발 건강을 연구하고 보급하여, 질병에서 고통받는 사람들에게 등불이 된 훌륭한 발 관리 학자들도 많으며, 도서를 출판하여 많은 사람들에게 건강을 일깨워준 공로자도 많고, 지금도 발 관리로 건강을 찾아주고 있는 많은 분들도 있지만, 발관리의 기본이 건강과는 관계가 없는 방법으로 시술하는 사람들이 상상외로 대단히 많이 있다.

<u>반사구를 누르는 올바른 방법은 뽀족한 압봉으로 정확히 반사구를 찾아 못 참을 정도로 힘을 가해 장기에 강한 반사반응을 일으켜야 한다. 상처가 생기지 않을 정도의 끝이 뽀족한 압봉일수록 신경반사 반응은 정확하고 확실하게 장기에 전달되어 자연 치유력을 향상시킬 수 있다.</u>

처음 시술시에는 통증이 심하지만, 몇 회 거듭하면 통증도 사라지고, 본인 스스로 건강이 좋아진 것을 느끼며, 몸이 날아갈 듯이 가벼워지며 기분도 상쾌해진다.

현재 발관리 업소는 나날이 늘어가고, 발관리 종사자도 여러 단체에서 한없이 배출되는 실정이다. 이제는 정부차원에서 검증을 거친 올바른 발관리사를 양성하여 투명하게 발관리를 할 수 있도록 제도화해야 할 시점이라고 생각된다. 정부정책에 의해서 제도화가 된다면 고용효과(일자리 창출)가 있을 것이고, 국민의 복지건강에도 크게 기여할 것이라 확신한다. 오늘날 미국, 일본, 중국 및 유럽 등 세계 각국에서는 국가에서 인정하고 장려하여 자국민의 건강증진에 기여하고 있다. 동양권인 우리나라에서는 늦은 감은 있지만 지금이라도 발관리를 대중화시켜 국민건강에 도움을 주는 방법을 정부에서 강구해야 한다.

올바른 발관리는 엄밀히 분석하면 침술과 같은 맥락이다. 그러나 침을 사용치 않고, 약물도 사용치 않고, 손과 막대기만을 이용하여 인체에 잠재해 있는 자연 치유력을 회복, 향상시키는 부작용 없는 자연건강 시술이다.

제5장
과학과 인체의 신비

현대 의학의 중심인 서양의학

 서양의학을 중심으로 한 오늘날의 의료는 모든 것을 눈으로 확인해야만 인정하는 과학으로서 검사과정을 통해 치료를 하고 있으며, 그 동안 눈부신 발전을 해온 것도 사실이다.

 신장이식, 간장이식, 골수이식, 뇌수술 등 어려운 수술도 가능해졌으며, 각종 암에 대한 방사선치료 등 새로운 치료방법이 하루가 다르게 발표되고 있다.

 또한 우주과학은 막대한 경비를 써가며 우주비행을 하고 위성을 쏘아 올리고 화성, 토성 등에 관한 탐구를 하고 또한 새로운 행성 등을 찾아내고 있는 첨단 과학장비를 갖고 있지만, 아직도 우주의 신비는 빙산의 일각 정도로만 파헤쳤을 뿐이다. 소우주인 인체 역시 그 신비를 전부 알려면 한이 없으며, 또한 긴 세월이 지나면서 연구를 하여도 인간으로선 영원히 알 수 없는 한계에 부딪칠 것이다. 그것은 아마 신만이 알 수 있는 신의 영역일 것이다. 인체의 모든 것을 알 수 없는 인간의 의료행위는 한계가 있는 것이다. 눈으로 보이는 것만을 인정하여 인체의 장기를 도려내고 붙이고 또한 약물을 주입하여 치료를 하고 있지만, 치료 후에 후유증 없이 완치되었다고 자신 있게 말할 수 있는 경우가 얼마나 되는가? <u>인간의 눈으로 감지할 수 없는 부분이 인체에는 너무나 많이 있다.</u>

세계의 의학자들이 쉬지 않고 신비한 인체를 연구중에 있으며, 하루가 멀다 하고 새로운 인체 연구 발표를 하고 있는 것이 현실이다. 그러나 자연의 신비도 한이 없듯이 인체의 신비 역시 인간으로선 전부 밝혀 낼 수 없는 것이다. 그러므로 자연철학을 배제한 치료는 항상 한계에 부딪치게 마련이다.

동양의학과 인체

<u>동양의학은 우주의 진리, 자연의 섭리를 바탕으로 인체 역시 자연의 일부분으로 인정한다.</u> 우주만물은 오행의 이치에 따라서 변화하는 것이며, 인체 역시 오행의 불균형에 의해 질병이 생기므로 오행의 균형을 조절하여 질병을 치료하고 또한 <u>모든 생물은 기의 순환으로 생명이 유지되는 것을 기초로 삼는 의학이 동양의학이며 전승의학이다.</u> 그러나 오늘날의 과학은 눈으로 보이지 않는 기의 순환을 인정치 않고 오행에 의한 경락의 세계를 외면함으로써 동양의학 발전에 저해 요소가 되고 있는 것이다.

한국의 동양의학 역사를 보면, 동양의술은 우리 조상의 건강보호와 우리 민족의 번영에 대단한 역할을 하였음이 많은 기록에 나타나 있다. 신라시대와 고려시대에는 의학교를 세워서 많은 의사를 양성 배출하여 우리 한민족에게 의술을 널리 베풀었다는 기록이 있으며, 조선시대에 들어 1432년경 의학자 노중례는 동료 의학자와 협조 하여 동양의학의 지침서 격인 「향약 집성방」을 저술하였으며, 1610년에는 명의 허준에 의해서 동서고금에도 보기 드문 「동의보감」

을 저술되었다. 당시에는 사람들(환자, 의사)은 자연의 섭리에 순응하면서 생활했음으로 치료효과도 매우 컸다는 기록이 대단히 많다.

오늘날에는 동서를 막론하고 인체에는 자연 치유력(항상성)이 있다는 것을 인정하고 있다. 의사들은 약의 남용을 최대한 억제토록 권장하고, 수술하기 전에 인체의 항상성을 다시 한번 생각해야 하며, 또한 수술 후에 다른 장기에 미치는 영향을 고려해야 할 것이다. 또한 한반도의 환경에서 태어나 살아온 우리 민족에게는 한반도에서 생산된 약초가 우리 인체에 부작용도 없고 치료효과도 좋은 것이 당연한 자연의 이치이다. 그러나 오늘날 외국환경에서 생산된 것이 싸다는 이유 하나로 외국 한약재를 처방해 주는것은 너무나 장삿속이다. 세상에 하나밖에 없는 중요한 생명을 다루는 의사로서 좀더 깊이 생각해야 될 것이다. 또한 수많은 약물은 주로 외국에서 개발된 것으로서 그들의 임상결과에 의해서 제조되었다. 우리 민족과는 환경 및 음식도 다른 체질에 맞는 약물을 우리에게 투약하는 것은 당연히 부작용이 수반된다고 생각한다.

이제부터는 약물에 의존하지 말고 자연의 섭리에 순응하면서 살아가며, 마음의 평화를 유지하고 되도록 타는 것보다 걷고, 쉽게 실행할 수 있는 발 관리를 하여 자연 치유력을 강화시켜 건강한 삶이 되도록 노력해야 하겠다.

제 2 편
인체의 동서양 생물학적 개론

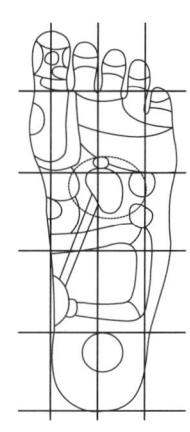

인체의 구성과 각 기관의 기능을 이해하는 것이 훌륭한 발 관리의 지름길이다. 최소한 개요 정도는 알아야 '왜 발 관리를 해야하는가'를 스스로 깨우칠 수 있으며 더욱 연구 발전할 수 있기 때문이다. 이해하려고 노력할 필요성은 없으며 처음에는 잡지책 보듯이 편안하게 읽어 주길 바란다. 발 관리가 어느 정도 능숙한 상태가 되면 스스로 다시 한번 읽게 될 것이다.

인간은 만물의 영장이며 자연의 걸작품이다. 명석한 두뇌와 절묘한 오감이며 민첩한 동작, 균형 잡힌 아름다움 등 정말 걸작품이 아닐 수 없다. 인간으로 선택받았으면 당연히 인체에 대한 올바른 지식에 의한 자신의 신체관리를 해야만 한다고 생각된다.

제1장
인체란?

　인체는 많은 미세 부분으로 구성된 복잡한 구조단위로 이루어져 있다.
　생명체에 있어서 제일 중요한 문제는 생존이다. 생존이란 생물체 내부환경의 생체항상성(Homeostasis)을 유지하거나 또는 항상성을 회복(자연 치유력)하는 과정으로서, 생물체가 끊임없이 활동을 지속함으로써 생명이 유지된다. <u>자연 치유력이란 생체 자가조절기구의 능력으로서 생체 내외의 변화에 적응하는 능력을 말한다.</u>
　적응반응은 생체의 성장과 생존을 증진시키는 것이다. 인체의 기능도 인체의 구조와 함께 지속적으로 변화한다. 유아기에서 점점 발달하는 발육과정을 거쳐 청년기에 최고의 효율을 나타내고 성인기에서 노령기에 접어들면서 기능은 쇠퇴해지고 적응반응의 효율도 저하된다.

인체의 단위

<u>인체의 구성단위는 세포, 조직, 기관, 기관계 4종류의 단위로 되어 있다.</u>
동종의 세포가 다수 집합한 약간 복잡한 단위가 조직이며, 기본적인 4조직으로 형성되어 독립된 기능을 갖춘 것이 기관이고, 기관계는 가장 복잡하며 동일한 기능을 갖는 여러 개의 기관들이 모여 일정한 배열을 이루어 신체의 복잡한 기능을 수행한다.

■세포(cell)

인체를 구성하고 있는 세포의 수는 100조에 달한다고 하며 살아있는 생물체의 최소단위로서 스스로 증식하는 능력도 있다.

약 300년 전에는 세포는 텅빈 공간으로 생각하여 단순한 것으로 여겼지만, 실제는 복잡한 구조와 기능을 가지고 있다. 세포의 구조는 원형질, 세포막, 세포질, 핵으로 되어 있다.

원형질은 생물체에만 존재하는 화합물인 단백질, 탄수화물, 지방, 핵산 및 수소, 산소, 탄소 등등의 24종의 원소로 구성되어 있다. 세포막은 작은 기관과 경계를 이루는 내막과 외막으로 구분되어 있는데, 외막은 정교하게 만들어져 있고 매우 튼튼하게 되어 있으며 세포에 출입하는 물질을 선택하는 기능도 있다. 세포질은 세포내의 작은 기관들로 세포가 살아가기 위한 기능을 수행할 수 있도록 적합한 분자구성을 이루고 있다. 또한 작은 기관들은 막으로 둘러싸여 있다. 핵은 세포의 대사활동을 조절하고 세포의 증식에도 관계한다. 염색질 과립 등으로 구성되어 있다. 염색질에는 DNA(디옥시리보 핵산)가 함유되어 있다.

■조직(tissue)

세포보다 약간 복잡한 단위이며 동종의 세포가 다수 집합한 것으로서, 기본적으로 상피조직, 근육조직, 결합조직, 신경조직이 있다.

상피조직

전신에 걸쳐 널리 분포되어 있으며, 보호와 흡수 및 분비의 기능을 갖고 있고 또한 혈관도 없는 조직이다. 상피조직 아래에는 항상 결합조직이 존재한다.
물질의 확산 또는 여과기능을 갖춘 단층 편평상피와 내부를 보호하는 중층 편평상피 그리고 흡수작용을 하는 단층 원주상피로 구성되어 있다.

근육조직

기능은 수축과 이완작용이며 위치에 따라 3종류로 분류한다.
골에 부착되어 운동하는 골격근과 혈관 자궁 및 내장 벽 등에 존재하는 내장근 및 심장의 벽을 구성하여 자율운동을 하는 심근으로 분류할 수 있다.

결합조직

인체 내에 널리 퍼져 있으며 가장 양이 많은 조직이다. 조직과 조직을 연결하여 지지작용을 하며, 근육을 골에 결합시키거나 골과 골을 결합시키기도 하고, 또한 전신을 지지하는 골조가 되기도 한다.
결합조직은 많은 세포간질과 적은 양의 세포로 이루어져 있으며, 따라서 결합조직의 특성은 세포간질의 성질에 의해 결정된다. 거미줄처럼 섬세한 것, 아킬레스건처럼 강인한 것, 단단한 뼈도 결합조직으로 이루어졌다. 연한 것, 단단하지만 굴절이 쉬운 것, 구부러지지 않고 아주 단단하고 강한 것 등이 있다.
결합조직의 주된 형태를 분류하면 세망조직(비장 림프절 골수), 소성결합조직(교질과 같이 물을 결합시키는 작용), 지방조직, 치밀결합조직(인대 건), 골조직, 연골조직, 조혈조직, 혈액, 탄력 결합조직 등이다.

신경조직

자극을 전달하기 위한 신경세포와 신경세포를 지지하거나 보호하는 신경교세포로 이루어져 있다. 신경세포는 실처럼 뻗어있는 신경섬유가 있으며 신경 교세포는 조직학적으로 많은 돌기를 가진 성상교세포, 희돌기세포, 미생물과 파괴된 세포를 없애주는 소교세포가 있다.

■ 기관(organ)

기본적으로 4종류의 조직으로 형성되었으며 이들은 각각의 독립된 기능을 갖고 있다. 예를 들면 위장에는 상피조직, 근육조직, 결합조직, 신경조직으로 구성된 기관이다.

■ 기관계(System)

인체의 구성단위 중 가장 복잡하며, 동일한 기능을 갖춘 여러 개의 기관들이 함께 모여 일정한 배열을 이루어 신체의 복잡한 기능을 수행한다.
<u>인체에는 9종류의 주된 기관계로 이루어져 있다. 즉 골격계, 근육계, 신경계, 내분비계, 순환기계, 호흡기계, 비뇨기계, 생식기계, 소화기계이다.</u>

각 기관계의 구조와 기능

■ 골격계

골, 연골 및 연결조직으로 구성되어 있으며 남자와 여자의 골격은 차이가 있다. 남자의 골격이 여자보다 크고 무거우며, 골반의 경우에는 남자는 깊은 형태지만 여자는 넓게 퍼져있다. 그 이유는 여성의 출산기능에 적응한 특징이라 할 수 있다.

소아기에서 성인으로 성장하는 골의 변화를 살펴보면, 신생아의 머리는 신장의 1/4정도로 길지만 성인이 되면 신장의 1/8이 된다. 그 외에 골반 흉곽 하지 안면골 등등이 성장 발육하면서 변화한다. <u>골격계의 기능은 지지작용, 보호작용, 운동작용, 조혈작용 및 무기물을 저장하고 있다.</u>

지지작용
건축물의 철근 골조처럼 신체무게를 지탱해 주는 작용을 말한다.

보호작용
두개강은 뇌를 감싸고, 흉강은 심장 간 폐 등의 장기를 외부의 충격으로부터 보호해 준다.

운동작용
골에 부착한 근육의 수축에 의해서 골은 관절에 의해 지렛대처럼 작용하여 운동을 한다.

조혈작용
골에 칼슘 인산 나트륨 및 마그네슘 이온을 저장하는 역할을 함으로 조혈작용을 하는 것이다.

■근육계

사람이 살아간다는 것은 환경의 변화(내부, 외부변화)에 대한 적응능력에 의존하며 살아가는 것이다. 적응능력이 약해지면 질병이 되기 쉽고 적응능력이 강하다는 것은 인체의 항상성 능력이 좋다는 의미로서 건강한 것이다.

생존이란 인체가 쉴사이 없이 활동(호흡운동을 함으로써 폐가 운동하고, 폐가 운동함으로써 심장이 운동하여 전신에 혈액순환 운동이 끊임없이 이루어지며, 또한 위 소장 간장 비장 대장 등등도 우리가 감지할 수는 없지만 계속 운동을 하고 있다)을 함으로써 인간이 생존하는 것이다.

근육은 운동의 기본요소로서 골(뼈)과 관절은 스스로 운동을 못하므로 근육조직에 의존하지 않으면 안 된다. 근육조직의 특성인 수축성(줄어들고)과 신전성(늘어나는) 및 탄력성에 의해서 운동이 이루어지는 것이다. 근육은 운동뿐 아니라 건강한 신체를 만들며 자세의 유지를 지탱하는 역할을 한다. 특히 근육은 열을 발생하여 체온의 항상성 유지에 결정적인 역할도 한다.
근육조직은 수축성, 신전성, 탄력성에 의해 골격계와 공동작용하여 운동을 주도하는 기능을 갖고 있는 것이다.
또한 인력은 신체의 모든 부분을 항상 끌어당기고 있으므로 근육의 특성인 장력으로 반대작용인 견인력을 발휘하여 인간의 자세를 유지시켜 주는 것이다.
불균형한 자세를 취하면 근육은 많은 힘을 낭비 소모하면서 불균형 자세에 대응하는 중력에 대한 반대작용인 장력(견인력)을 발휘해야 하므로 쉽게 피로하게 되고, 또한 골격의 변화가 생겨 보기 흉하게 될 뿐 아니라, 내장 및 전신에 영향을 주어 질병이 될 수도 있는 것이다. 그러므로 항상 올바른 자세를 취하면서 생활하는 습관을 길러야 한다. 또한 수면상태에서는 장력작용을 할 수 없으므로 인간이 서서 잠을 잘 수 없는 것이다.

■신경계

인체는 무수히 많은 구조물로 이루어져 있다. 각각의 활동은 인간의 생존을 위한 기능으로서 한 부분만 장애가 있어도 인간의 활동을 저해하는 요소가 되는 것이다. 그렇다면 어떻게 많은 작은 기능들이 질서있게 통합하여 하나가 되어 인체의 생존기능을 발휘할 수 있는가? 그것은 전달하여 제어하고, 제어하여 통합하는 작전 총지휘본부와 같은 신경계가 있어서 가능한 것이다.

신경계를 구성하는 세포는 신경세포와 신경교세포로 이루어져 있으며, 신경세포는 자극을 전도하기 위함이고, 신경교세포는 신경세포를 보호하고 지지하고 혈관과 신경세포를 결합하기도 하며 때로는 신경섬유의 일부를 재생시키는 기능도 있다.

신경계는 일반적으로 중추신경계와 말초신경계로 나눈다.

뇌신경

소뇌를 제외한 뇌저면에서 12쌍이 나온다.
후신경(후각), 활차신경(눈의 운동), 시신경(시각), 동안신경(눈의 운동), 설인

신경(혀의 감각 및 타액 분비), 내이신경(청각), 안면신경(안면표정 및 타액 분비와 맛), 설하신경(혀 운동), 외전신경(눈 주변의 근육운동), 삼차신경(안면, 두피, 치아 등의 감각 및 운동), 부신경(흉부근, 복부내장, 승모근 등의 운동), 미주신경(심장박동 억제 및 내장의 운동 촉진)

척수신경

척추(경추 흉추 요추)의 위치에 따라 번호가 붙여져 있는데 모두 31쌍이며, 후두골과 첫 번째 경추 사이에서 시작한다.
경신경 8쌍 - 두부 및 흉근 삼각근 상완의 피부
흉신경 12쌍 - 손 및 횡경막까지의 신경
요신경 5쌍 - 서혜부 대퇴 등의 신경
선골 5쌍 - 하퇴 둔부 등의 신경
미골신경 1쌍 - 항문 주위의 신경

자율신경

교감신경과 반대작용을 하는 부교감신경으로 구분한다.
심장의 수축력, 기관지의 확장 수축, 소화관 방광 등의 운동을 증감하며 분비물을 자극하거나 감소하는 신경이다.

■내분비계

혈액 중에 분비물(호르몬 Hormone)을 방출하는 선(샘 Glands)으로 구성되어 있으며, 내분비기의 선세포에서의 분비물은 혈액 내로 들어가고 순환에 의해 이루어진다.
<u>기능은 신경계와 비슷한 전달, 조절, 통합의 기능을 갖고 있지만 다른 종류의 기전에 의해 다른 결과를 가져온다.</u> 내분비선에는 뇌하수체, 송과체, 갑상선, 부갑상선, 부신, 랑게르한스선, 난소(남성에게는 고환)가 있다.

■호흡기계

비강, 인두, 후두, 기관, 기관지, 폐로 이루어져 몸에 공기를 공급하고 배출하는 계통을 구성한다. 우리 몸의 체세포에 산소를 공급하고 세포에서의 가스를 교환해 주는 계통이다.

■순환기계

혈액, 심장, 혈관, 혈액순환, 혈압, 맥박, 림프계, 비장과 불가분의 관계를 유지하며 신체의 필수적인 물질을 전신에 전달하는 수송 업무를 맡고 있다.

즉 혈액은 영양물질과 산소를 소화기계와 호흡기계에서 모아서 세포에 배달해 주고 세포로부터 노폐물을 모아 운반하며, 또한 순환기계는 모든 세포의 기능들을 수행하며 생명 유지에 관계한다. 또한 항체를 수송하여 신체의 항상성 방어에 중요한 역할도 한다.

■소화기계

입, 인두, 식도, 위, 소장, 대장, 항문과 그 밖의 부속기관으로는 타액선, 치아, 간장, 담낭, 췌장 및 충수 등으로 이루어져 있으며, 섭취한 음식물을 소화흡수하여 신체를 구성하고 있는 모든 세포에 영양분을 공급하는 일을 담당한다. 대장은 소화과정에서 생긴 노폐물과 체세포의 대사과정에서 생긴 부산물을 배설 제거하는 기관으로 작용한다.

■비뇨기계

한쌍의 신장, 뇨관, 방광, 요도로 이루어져 있으며, 신체의 수분을 조절하고 신체에서 필요한 것은 흡수하고 불필요한 것은 오줌으로 배설시키며, 항상성을 유지하기 위해 신체에 과잉으로 남는 잉여분을 배설시킨다.

■생식기계

남성에게는 정소, 정낭, 전립선, 요도구선, 고환, 정관, 사정관, 요도와 지지장치로 음낭, 음경, 정삭으로 구성되어 있으며, 정자를 생산 운반하고 남성 호르몬을 분비한다. 여성의 경우는 난소, 난관, 자궁, 질, 외음부 및 유선(유방)으로 이루어져 있으며, 남성에 비하여 기능이 복잡 다양하여 여성은 월경, 임신, 분만, 여성 호르몬 분비 및 유선에서는 신생아의 영양분인 유즙(젖)을 분비한다.

제 2 장
기와 음양 오행설

동양에서는 오랜 옛날부터 기, 음양오행설을 중히 여겨서 의학 및 생활 속에 깊이 자리잡았다. 특히 발 관리 역시 동양의학의 일부분이므로 개요 정도를 알면 여러모로 큰 도움이 될 것이다.

氣(기)란 무엇인가?

기는 동양의학에서 제일 기본이 되는 중요한 것으로서, 인간의 눈으로는 일반적으로 확인할 수 없기 때문에 설명하기도 어렵고 또한 이해하기도 쉽지 않을 것이다. 그러나 우리가 무의식중에 흔히 말하는 "기가 막혀", "기가 차다", "기가 죽었다", "기운이 좋다", "기세가 등등하다", "기가 꺾였다", 등등의 말은 조상 대대로 내려온 통상언어로서 고대부터 우리 조상들은 기란 무엇인가를 알았고 심신의 강약을 기의 흐름의 정도를 살펴 생활해온 것을 알 수 있는 것이다.

기의 개념은 때와 장소에 따라서 내용이 일정치 않으며, 이 책에서의 기란 생체 에너지라고 표현할 수 있다.

입으로부터 위로 들어간 음식물은 소화를 거쳐 수곡의 정기가 되어 폐가 흡입한 천공의 기와 합쳐서 중초에서 수분을 취해 적색으로 변해 혈이 되어 전신에 공급되는 과정의 힘을 기라고 설명할 수 있으며, 이 과정이 끊임 없이 계속 지속되어야 생명이 유지되는 것이다. 즉 실체가 없는 기는 실체가 있는 혈의 물질적 기초 위에서 작용을 하며, 혈은 기의 보호와 힘을 받아서 혈맥을 순행하는데, 혈맥의 내외에 별도의 기 순행로를 경락이라고 한다. 경락을 일정하게 순행하는 기의 운행을 저해하는 요소가 발생하였다면 그것이 바로 신체의 병이 발생한 것이며, 그 저해요소를 제거하여 정상상태로 만드는 과정이 치료이다. 여기서 말하는 저해란 생활 속의 인간의 감정인 내부요인(슬프고, 괴롭고, 화내고, 생각하고, 놀래고, 무섭다)과 환경의 변화로 인한 외부요인(춥고, 덥고, 바람불고, 습기차고, 건조하고, 열난다) 및 무절제한 편식, 과음, 과식 등의 음식물 섭취, 또는 노동의 과다 등에 의한 邪氣(사기)가 몸 속에 침범한 경우 등으로 인하여 기 순행 균형이 깨지는 것을 沮害(저해)라고 한다.

氣(기)는 아래에서 말하는 것 이외에 환경, 장소, 때에 따라서 한없이 많다. 천기, 지기, 풍기, 한기, 살기, 혈기, 정기, 신기, 용기, 원기, 허기, 객기, 취기, 광기, 온기, 열기, 냉기, 부기, 체기 경기, 진기, 정기, 생기, 곡기, 오기, 이기, 산기, 수기, 화기

陰陽(음양)이란 무엇인가?

우주 안에 있는 모든 것은 두가지의 성질로 갈라져 있는데 이것을 음양이라고 한다.

인체의 음양에 관해서 설명하자면, 남자는 양, 여자는 음으로 구별되듯이, 인체의 6장 6부(6장: 음이며 정미한 물질저장, 6부: 양이며 소화, 전도, 배설작용) 및 사지 등 전신도 음양으로 갈라져 있으며, 특히 생체 에너지의 통로인 경맥도 음양으로 구분되어 일정하게 균형있게 기혈을 운행시키고 있다.

12경맥에서의 음양을 구분하자면 소음, 소양은 음양이 시작되는 상태로서 적은 양의 음기, 양기를 지닌 것으로 설명되며, 태음, 태양의 경우는 왕성한 상태의 음과 양을 말하며, 궐음, 양명은 극대한 상태의 뜻도 있으나 쇠약으로 표현도 한다. 비유하자면 등산을 하여 정상에 올랐을 때엔 기력이 다 빠진 상태이며 또한 내려와야 하는 하산이 기다리고 있는 것과 같은 맥락이다. 또한 음 속에서 양과 음으로 갈라지고, 양 속에서도 음과 양으로 갈라져 구분하듯이, 작은 물질로 세분화되면서 음과 양으로 구분하게 된다. 예를 들자면 天(천)은 양이고 地(지)는 음이다. 地(지)의 육지는 양이고 바다는 음이며, 육지에서 산은 양이고 들판은 음으로 구분하듯이, 음 속에 양이 있고, 양 속에 음이 있는 것이다.

음양은 상대적이다. 우주의 기본인 하늘(양)과 땅(음)이 있듯이 인간에겐 영혼(양)과 육체(음)가 있으며, 땅에는 산맥(양)과 들판(음)이 있듯이 인간의 육체엔 뼈(양)와 살(음)이 있는 것이며, 시냇물(음)과 강물(양)이 흐르듯이 인간에겐 소맥(음)과 대맥(양)으로 혈이 흐르는 것이다. 우주만물의 생성, 소멸 등 <u>자연계와 인간사회의 모든 현상을 망라해서 상대성 원리가 음양의 이치이다.</u> 즉 낮(양)이 있으면 밤(음)이 있고, 불이 있으면 물이 있고, 강한 것이 있으면 약한 것이 있으며, 긴 것이 있으면 짧은 것이 있고, 굵은 것이 있으면 가는 것이 있고, 단 것이 있으면 쓴 것이 있고, 삶이 있으면 죽음이 있다. 또한 기쁨(양)이 있으면 슬픔(음)이 있고, 즐거움이 있으면 괴로움이 있고, 웃음이 있으면 눈물로 있는 것이다. 기후를 음양으로 구분하면 따뜻한 날씨(양)와 추운 날씨(음), 습기가 많은 기후와 건조한 기후 등 음과 양으로 구별이 되어 존재한다.

현재 질병으로 고통받는 사람들도 자신감을 갖고 우주만물이 음양의 이치 속에서 존재한다는 것을 잊지 말고 그 고통 속에서 곧 벗어날 것이라 확신을 갖기를 바란다. 질병이 들어오면(양) 질병이 나가는(음)법이며, 육신의 고통은

육신의 환희가 있다는 것이며, 병이 생겼으면 당연히 나을 수 있는 것이다.

陰陽(음양) 五行(오행)이란?

우주만물은 음양으로 구분되어 5가지 조건으로 구성되어 있는 것을 음양오행이라 한다. 자연을 살펴보면 기본적으로 태양(火)이 있고, 땅(地)이 있으며, 물(水)이 있고, 광물(金)이 있고, 식물(木)이 있다. 오행 木, 火, 土, 金, 水는 서로 불가분의 관계로 구성되어 있으며, 그 구성의 균형이 항상 일정해야만 하는 것이다. 인체도 오행에 의거, 6장 6부가 균형 있게 구성되어 그 균형을 항상 유지함으로서 건강하게 살아가는 것이다. 만약 그 균형이 무너질 경우 그것이 병이며, 나아가서는 인간으로선 생명을 유지할 수 없는 것이다.

오행은 상생작용, 상극작용 등으로 서로 일정한 궤도 하에서 감독, 절제, 보

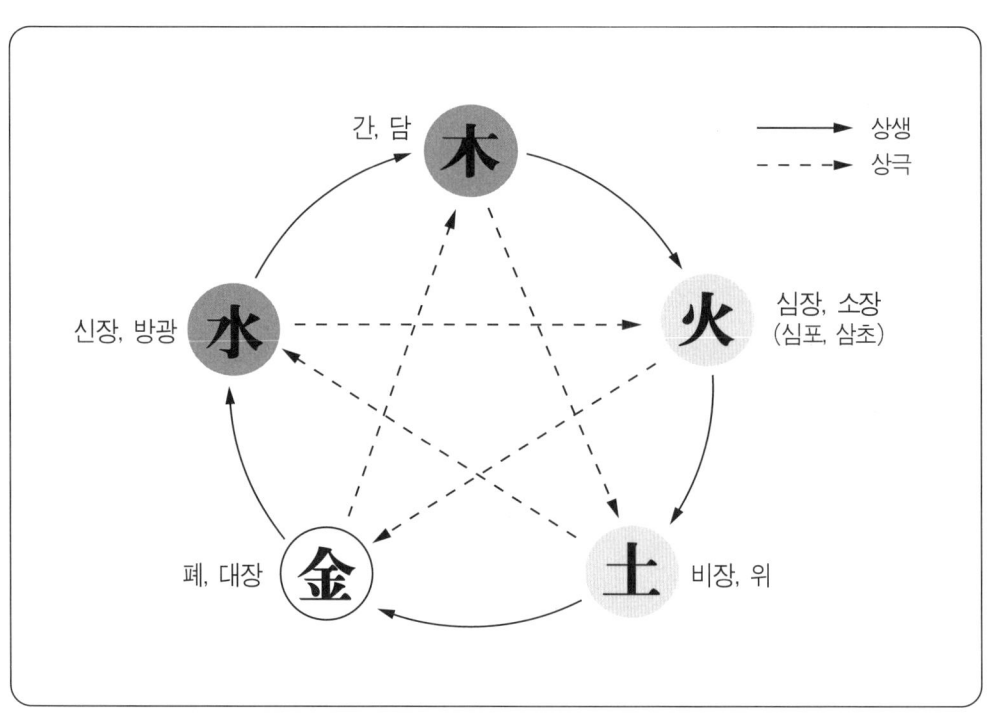

조 등을 하며 균형을 유지케 한다. 특히 인체의 6장 6부 중에 한 장기의 병은 다른 장기로 파급되고, 파급된 장기는 또 다른 장기로 파급되어 결국은 모든 장기가 병이 들게 되는 것이다. 즉 오행의 상극, 상생 작용은 균형을 유지시키는 작용이다. 오행을 나무로 비유하면 나무는 木으로서 水가 있어야 되며, 또한 土가 있어야 뿌리를 내릴 수 있고, 태양인 火가 있어야 성장하여 열매인 金을 만들어 낼 수 있는 것이다.

　인간의 삶도 오행의 이치로 한 평생을 마치는 것으로서, 출생은 木이고, 성장은 火이며, 장성한 생활은 土이고, 늙어서 쇠약해짐은 金이고, 인간의 육체는 거의 물로 이루어져 살다가 그 물을 다시 흙 속으로 돌아가게 하는 것이 죽음이며 水이다. 오행은 불가분의 관계로서 5가지 중 한 가지라도 불균형하게 되면 전체의 불균형을 가져오게 되므로 서로간에 도와주는 相生(상생)작용과 서로간에 견제하고 감독하는 相剋(상극)작용이 있다.

　그러나 심한 스트레스로 인하여 인체의 상생작용이 약해지면, 불균형의 상극작용이 초래된다. 그 불균형이 장기의 장애가 되는 것이다. 한 장기의 장애는 전신의 장애로 파급됨은 당연한 자연의 이치이다. 그러므로 대부분의 질환은 한 부분의 치료로 근본적인 해결책이 될 수 없으며, 재발 혹은 다른 장기의 질병을 불러오는 악순환만 되풀이되는 것이다.

제 3 장
經絡(경락)과 氣穴(기혈)

「황제내경」에 씌어 있기를 "경락은 사람의 생장과 건강을 보호하며, 병을 발생시키며, 또 낫게 할 수 있다"고 기록되었다. 또한 경락은 생사를 결단하는 곳이라고 기록하였다.

오래 전부터 동양에서는 경락에 침, 뜸, 부항 등으로 병을 치료을 했고, 그것이 오늘날까지 전승되어 내려온 것이다. 고대의 의학자들은 내장 장기의 기능 변화를 피부 체표부의 관찰을 통해서 피부체표와 내장과는 일정한 통로(경락)가 있음을 발견하였다. 발견 이후 오랜 세월 속에서 수많은 임상체험과 오랜 연구의 축적으로 경락계통을 정립하여 병에 대처한 것이 오늘날까지 전승되어 온 것이다.

오늘날에도 경락에 침, 뜸, 지압, 부항 등의 시술을 이용하여 질병으로 고통받는 환자들에게 많은 치료효과를 얻고 있는 것이다.

경락(Meri Dian)이란?

 1960년대에 동양의학 연구자에 의해 형광현미경 및 전자현미경 등의 정밀한 현대 광학기구를 이용하여 생화학적, 조직화학적으로 관찰 연구한 결과 놀랍게도 경락의 실체를 발견하였는데, 타액을 손끝으로 들어올리면 유백색의 가느다란 실이 손끝에 묻어 올라오는 것과 흡사한 모양이라고 하였다. 즉 요즘의 광케이블과 비슷하게 생긴 것으로서, 모양을 상세히 관찰해 보면 일반적으로 원통형 관으로 굵기가 보통 5-15미크론(1미크론은 1000분의 1mm) 정도 이며 그 관 내부에는 다시 더 작은 작은 관이 다발로 구성되어 있음을 발견한 것이다. 전신에 퍼져 있는 이 관의 줄기를 따라가면 중간 중간에 0.1-0.3mm 정도의 작은 덩어리와 연결되어 있다. 그것을 경락의 소체라고 한다. 그 소체엔 경락, 혈관, 신경관 등으로 연결되어 있다. 그 소체의 부위가 바로 침, 뜸, 부항을 하는 氣穴(기혈)위치인 것이다.

 경락은 혈관 임파관 안에 떠 있으면서 순환하거나, 또는 혈관 임파관의 외부 관벽을 따라 순환하고, 어떤 경락은 신경을 따라 순환하며, 또는 혈관 임파관 신경과는 관계없이 순환하며, 척수관 뇌실안 중추신경 계통 말초신경 계통은 물론 각 장기의 표면 등 전신에 그물과 같이 분포되어 순환하고 있다. 더욱이 중요한 것은 세포의 증식을 경락에서 주관한다는 것을 발견하여 연구발표까지 하였다.

■경락의 정의

 경락이란 경맥과 낙맥의 총칭으로서 12경맥, 12경별, 12경근, 기경8맥, 15별락, 손락을 포괄하여 말하는 것이다. <u>경이란 작은 길을 의미하며 곧게 뻗어나간 선이다. 낙은 갈라진 지선으로 그물과 같이 선 사이를 서로 연결된 것을 말한다.</u> 또한 기혈이 순행하는 통로를 경락이라 하며, 기혈이란 두 가지 작용으로 분류하면 전신에 영양을 공급하는 영기 및 영기를 보호하고 경락을 방위하는 위기로 나누어져 있다.

■**경락의 작용**

경락은 인체에 끊임없이 순환하여 음양의 균형을 유지하고, 전신에 영양을 공급하여서 병균을 막아낼 氣(기)를 주어 질병이 침범치 못하게 하여 건강을 유지하게 하는 작용을 한다.

■**경락의 순환**

경락은 일정한 순서에 따라 질서 있게 장기와 장기, 장기와 특정 신체부위, 장기와 체표 또는 사지말단 등 전신을 돌고 연결하여 달리는 경로로 되어 있다. 침구의학에서는 경락의 이상이 병이며, 그 이상을 개선하는 것을 치료라고 정의한다.

외부의 변화와 영향은 내장에 전달되고, 내장의 생리와 병리는 경락에 반영되어 나타나므로 경락으로 내장의 기능상태를 조정하는 것이다.

■**경락의 종류**

경락의 종류는 간선으로 곧게 뻗은 12개의 정경맥과 8개의 기경맥이 대표적이며, 경맥에서 갈라져 나간 지선으로서 그물과 같이 선 사이를 서로 이어져 경맥을 보조하는 15낙맥, 손락, 부락, 혈락, 12경별, 12경근 등으로 구별한다.

경맥이란?

6장 6부에 하나씩 있는 12개의 정경맥과 8개의 기경맥으로 분류되며, 현재 임상에는 기경맥 중에서 임맥과 독맥을 중시 여겨 12개의 정경맥과 합쳐 14경맥이라고도 부른다.

■**12경맥의 종류, 순환 및 기능**

12경맥의 순환은 일정한 순서에 의해서 끊임없이 보통순환이 이루어지고 있지만, 특히 1일 24시간을 기준하여 2시간 간격으로 일정한 순서와 배정에 의하여 1개의 경맥씩 순환을 하되 순환활동을 최대한 발휘하는 시간으로 정해져 있다.

수태음 폐경맥

- 순환경로: 배꼽 위에서 시작하여 폐를 경유하여 겨드랑이를 거쳐서 엄지손가락까지 순환한다.
- 기능: 11개의 경혈이 있고, 호흡, 피부, 코, 음성을 주관한다.
- 병 증후: 숨이 차고, 가슴이 답답하며, 어깨에 통증, 식은 땀이 나며, 대소변이 일정치 않다.

수양명 대장경맥

- 순환경로: 둘째손가락 끝에서 시작하여 대장을 거쳐서 목으로 올라가 코까지 순환한다.
- 기능: 20개의 경혈이 있고, 음식물 찌꺼기를 배출한다.
- 병 증후: 목이 붓거나 입이 마르고, 코가 막힌다.

족양명 위경맥

- 순환경로: 코에서 시작하여 위를 경유하여 무릎을 거쳐서 발등으로 내려가 둘째발가락까지 순행한다.
- 기능: 45개의 경혈이 있고, 음식물을 받아 소화를 시켜서 생장 발육의 근본적인 기능을 수행한다.
- 병 증후: 춥거나 떨리고, 하품을 자주 하며, 이마가 까맣게 변색이 되고, 목과 명치가 붓고, 열이 난다.

족태음 비경맥

- 순환경로: 엄지발가락 끝에서 시작하여 비장을 경유하여 심장으로 들

어간다.
- 기능: 21개의 경혈이 있으며, 전신에 영양분을 공급하며, 사지와 근육 및 입술을 주관한다.
- 병 증후: 구역질이 나며, 혀가 뻣뻣해지고, 위에 통증이 있고, 헛배가 부르며, 가슴이 답답하다.

수소음 심경맥

- 순환경로: 심장 속에서 시작하여 소장을 거쳐서 안구를 경유하여 새끼손가락까지 순환한다.
- 기능: 9개의 경혈이 있으며, 생명으 원동력이며, 혈액을 전신에 공급하는 혈관 및 혀를 주관한다.
- 병 증후: 갈증을 느끼며, 가슴에 통증이 있고, 눈이 노랗게 되고, 옆구리의 통증, 손바닥에서 열이 난다.

수태양 소장경맥

- 순환경로: 새끼손가락 끝에서 식도를 따라 위를 지나서 소장을 거쳐서 목을 지나 귀까지이다.
- 기능: 19개의 경혈이 있다. 소화를 도우며 영양소를 분해 정미하여 흡수하여 전신에 공급한다.
- 병 증후: 목이 아프고, 턱이 붓고, 어깨에 통증이 있다.

족태양 방광경맥

- 순환경로: 눈에서 시작하여 방광을 거쳐 새끼발가락까지 순환한다.
- 기능: 경맥 중에서 제일 많은 67개의 경혈이 있다. 소변을 주관한다.
- 병 증후: 두통, 뒷목에 통증, 척추통증, 허리통증, 비복근(종아리) 및 무릎관절, 고관절 통증이 있다.

족소음 신경맥

- 순환경로: 발바닥에서 시작하여 신장을 경유하여 가슴까지이다.
- 기능: 27개의 경혈이 있고, 인체에서 필요한 것은 취하고 불필요한 것은 배출하며, 귀와 관계가 있다.
- 병 증후: 배는 고프지만 먹기는 싫으며, 얼굴이 검게 변색이 되고, 호흡이 빨라지고, 가슴이 두근거린다.

수궐음 심포경맥

- 순환경로: 가슴에서 시작하여 삼초를 두루 경유하고 겨드랑이 밑을 거쳐 가운데손가락 끝까지이다
- 기능: 9개의 경혈이 있고, 심장을 보호하는 기능이 있다.
- 병 증후: 손바닥에 열이 나고, 얼굴색이 붉어지며, 가슴과 옆구리가 답답하거나 가슴이 두근거린다.

수소양 삼초경맥

- 순환경로: 넷째손가락 끝에서 시작하여 어깨를 거쳐서 횡격막과 삼초를 경유하고 눈섭 끝까지 순환한다.
- 기능: 23개의 경혈이 있다. 호흡계, 순환계, 비뇨계를 주관한다.
- 병 증후: 귀가 안 들리고, 목안이 붓고, 얼굴이 붓거나 땀이 많이 난다.

족소양 담경맥

- 순환경로: 눈에서 시작하여 가슴으로 내려가 담을 거쳐서 고관절을 지나 넷째발가락 끝까지 순환하다.
- 기능: 44개의 경혈이 있으며, 간에서 나온 담즙을 보관 배출하여 소화효소작용을 돕고 뼈를 주관한다.
- 병 증후: 입안이 쓰고, 한숨을 자주 쉬며, 가슴과 옆구리 통증, 얼굴빛이 변하고 피부가 거칠어진다.

족궐음 간경맥

- 순환경로: 엄지발가락에서 시작하여 생식기를 거쳐 간을 지나 얼굴을 경유, 다시 가슴까지 순환한다.
- 기능: 14개의 경혈이 있고, 음식물 소화 및 전신에서 필요한 영양소를 제조 보관해 준다.
- 병 증후: 목안이 건조해지며, 얼굴에 기미가 생기며, 가슴이 답답하고, 구역질 및 설사가 동반한다.

■ 기경8맥

기경8맥은 서로 고정적인 음양의 관계가 없으므로 기경이라 하며, 8맥 중에 임맥과 독맥은 인체의 전후 정중선을 순행하며 전속의 경혈을 갖고 있고, 나머지 6맥(충맥, 대맥, 양교맥, 음교맥, 음유맥, 양유맥)은 정해진 경혈은 없지만 12경맥과 불가분의 관계를 갖고 있다.

■ 12경별, 12경근, 15별락

12경별

체계적으로 순환하는 12경맥의 통로와는 별도의 통로를 갖추고 순환체계를 이루고 있다. 12경맥의 작용범위와 합치된 곳이 많으며, 12경별 역시 복잡한 생리활동에 참가하고 있다.

12경근

인체 외부의 근육을 주로 순환하므로 경근이라 부르며, 내장으로는 순환치 않고, 경맥과 경별이 순환치 않는 부위를 순환하는 보조기능 역할을 담당하고 있다.

15별락

경맥에서 갈라져 나와 다른 경맥과 연결하는 임무를 수행하므로 낙혈이라고도 부른다. 12정경맥과 기경맥의 독맥, 임맥을 합쳐서 14개의 낙혈이 있으며, 특히 정경맥의 비경에는 1개의 낙혈이 더 있으므로 모두 합쳐서 15개의 낙혈(별락)이 있다.

氣穴(기혈)이란

맥의 기운이 모이는 곳 '기의문'이라 한다. 즉 단순한 물질이 아닌 특수한 활동기능을 갖춘 신기가 들어가고, 출입을 하는 곳을 기혈이라 한다. 내장에 병이 있을 때 그 장기에 해당되는 체표에 반응이 나타나는 곳이 기혈이다. 수혈 혹은 공혈이라고도 하며 穴(혈)은 '빈틈 사이'라는 뜻이다.

■기혈의 분류

경혈

경맥(14경맥) 줄기의 시작부위, 종착부위 또한 중간 중간에 있는 기혈 부위를 경혈이라고 한다.
동양의학의 지침서인「동의보감」,「침구 경험방」에는 인체의 경혈이 365혈로 있다고 기록되어 있으며「침구대성」에는 359혈로 기록되었고,「소문, 14경발휘, 갑을경」에서는 354혈이 있다고 기록 되었다.

경외기혈

경맥 통로 이외의 부위에 경혈과 같은 기운이 모이는 곳을 경외기혈이라고 부른다.
현재까지 발견된 곳이 200여 부위가 있다.

아시혈

이것은 정해진 혈 위치가 있는 것이 아니고 통증 부위에 혈을 정하고 지압, 침, 뜸을 실시하는 부위로서 천응혈, 통응혈, 부정혈이라고도 부른다.

■주요 혈의 분류

주요 혈이란 인체의 병 치료 및 질병예방에 효과가 뛰어난 혈로서, 14경맥에 속해 있는 경혈을 위주로 분류하였다.

원혈

경락상에 기가 수주되는 곳으로서 6장 6부의 병이 생기면 반드시 반응이 나타나는 혈이다. 12경맥에 1개씩 있으며, 병 치료에 대단히 중요한 혈이다.

6장 6부의 유혈

이 혈은 사지의 손발 끝에서부터 주관절, 슬관절까지 분포되어 있으며, 고대 의학자들은 유혈을 물이 흐르는 것으로 비유하여 혈에 별명을 붙였다.

손발 끝에 있는 혈을 "물이 처음 샘솟는 곳이다" 하여 정이라 하고(오행의 木), 주관절 혹은 슬관절 방향으로 조금씩 차차 올라가면서 "물이 맴돈다" 하여 형이고(오행의 火) 다음이 "물이 쏟아지는 곳이다" 하여 유이며(오행의 土), 더 올라가서 "물이 곧게 흐른다" 하여 경이고(오행의 金), 주관절, 슬관절 끝에 와서는 "물이 들어간다"하여 합이라는(오행의 水) 별명을 본래의 경혈 명칭 이외로 붙었다. 모두 66개의 유혈이 있으며 치료에 매우 중요한 혈이다.

극혈

극은 틈이라는 뜻이며, 살과 뼈 사이에 기혈이 깊은 곳에 모이는 혈이며, 신체 변화의 반응이 잘 나타나는 혈로서 치료 효과가 대단히 큰 곳이다.

합혈

「동의보감」의 침구편에 "형혈은 밖의 경을 치료하고 합혈은 속의 부를 치료하는데 특효가 있다"고 기록되어 있다.

배유

발등에 분포되어 있는 12개의 유혈을 말한다. 해당되는 장부에 경락 기운을 공급하며, 흐르는 곳으로서 옛부터 별도로 중히 다룬 것으로 보아 중요한 혈이라 인정된다.

모혈

가슴과 배에 있으며 경락의 기운이 모이는 곳으로서 유혈과는 신체에 분포된 위치가 대조적이다.

8맥 교회혈

팔맥은 기경8맥을 말하며 교회라 함은 8맥이 서로 배합하는 것을 말한다.

8회혈

고대의 의학자들이 오랜 세월의 연구와 많은 임상축적의 결과로서 1개의 혈로서 수종의 병을 치료할 수 있는 곳을 발견하였다. 그 혈이 8개의 기혈이며 그것을 8회혈이라 한다. 대부분의 병 치료시에 적용되는 중요한 혈이다.

4총혈

동양의학자들이 오랜 기간 임상경험을 토대로 발견한 기혈로서 치료범위가 넓으며, 독특한 작용을 수행하는 혈이다.

제 4 장
각 기관의 기능

위(Stomach)

식도에 이어지는 주머니 모양의 근육성 기관이며, 소화관 중에서 가장 넓고, 신체의 정중선에서 약간 좌측으로 치우쳐 있다(좌측늑골 하부에 위치해 있다.)

입에서 들어온 음식물은 식도를 거쳐서 위의 본문으로 들어와서 위에 쌓인 다음 위액인 염산, 효소 등으로 단백질 등을 소화시킨다. 특히 <u>위의 주된 분해효소 펩신(Pepsin)은 위의 주세포에서 분비되어 단백질을 분해하며, 또한 강한 산성(위 벽세포에서 분비되는 염산)에 의해서 활발하게 소화작용을 할 수 있다.</u>

위에서 분해한 음식물은 소화액으로 섞어 죽같이 만든 후에 유문을 통하여 12지장으로 보낸다. 위의 음식물을 12지장으로 보내는 유문은 위의 내용물의 배출을 조절하며, 또한 배출한 내용물이 12지장에서 위로 역류하는 것을 막는 작용을 한다.

위병이 생기면 오한을 느끼고 하품을 자주하며, 얼굴빛이 누렇게 되고 입이 부르트며, 목이 붓고, 명치 아래가 붓거나 통증 및 답답하고, 배가 차고, 복부 팽창도 나타나며, 또한 위경련, 식도경련, 위냉증, 빈혈, 사지수족의 냉증, 야맹증, 대식증, 구토증세, 트림, 구내염, 위염, 위산과다증, 치통이 있으며, 오랫동안 위병을 방치하면 당뇨병, 안면신경통, 피부 습진 등 전신의 질환으로 확산된다.

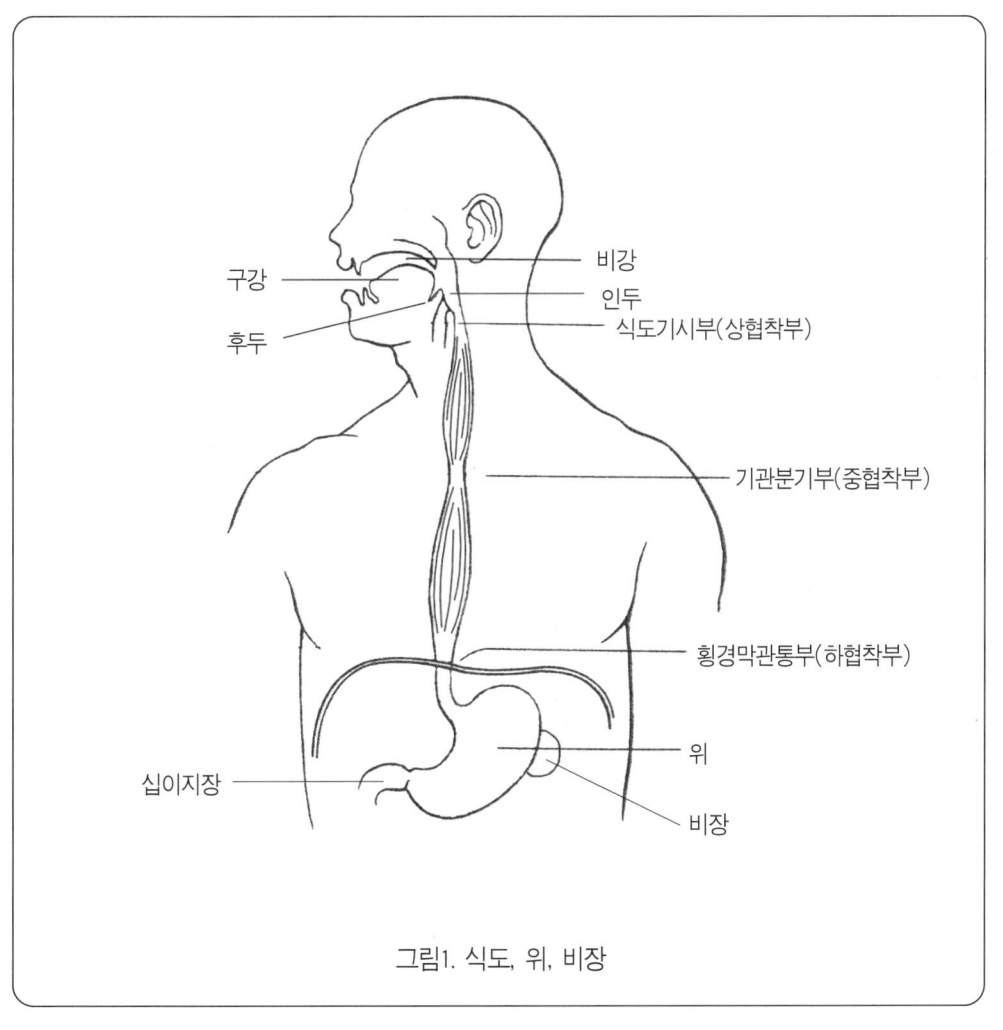

그림1. 식도, 위, 비장

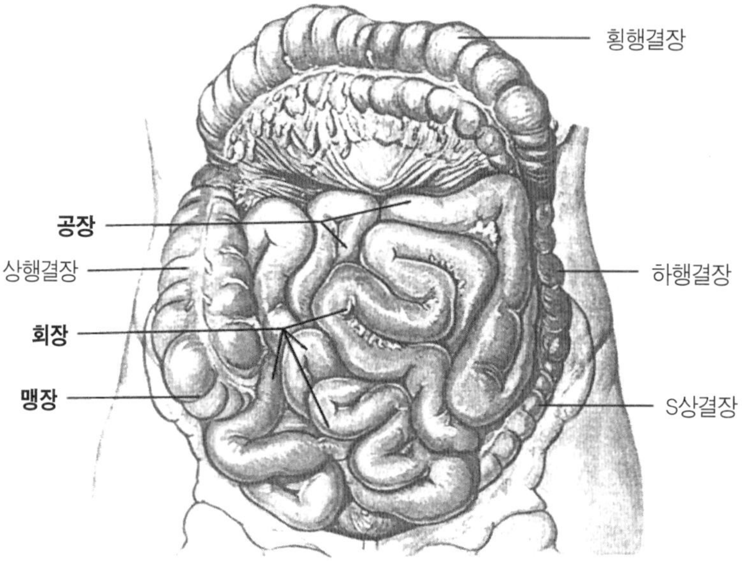

그림2. 소장(공장, 회장)

소장(Small Intestine)

　복부 중심에 자리잡고 있으며 위의 유문에서 연결되어 시작되며, 소장을 3등분하면 12지장을 거쳐서 공장, 회장을 지나 대장까지 보통 6-7m 정도의 길이로서 원주의 긴 관이다.

　12지장은 공장, 회장과 기능이 구별되어 별도 취급한다. 소장은 소장 내에서 분비하는 액과 소화액(담액, 췌장액)으로 단백질은 아미노산으로, 지방은 지방산 또는 글리세린으로 분해하고, 탄수화물은 단당류(포도당)로 분해한다. 또한 소장은 영양소 흡수면적을 넓히기 위해 소장내 벽은 무수한 주름으로 되어 있고, 주름표면은 영양소를 흡수하는 작은 돌기(장융모)로 조직되어 있다.

　소장의 기능은 내용물을 소화시키고 영양분을 흡수한 후 찌꺼기는 회맹관(소장과 대장을 연결하는 관으로서 대장에서 소장으로 역류하는 것을 방지한다)을 통하여 대장으로 보내는 곳으로서 소장은 일종의 정교한 식품가공공장이라고 할 수 있으며, 전신의 세포에 영양분을 보내주고, 인체의 생명유지에 절대 필요 요소인 에너지의 공급원이라 할 수 있다. 내용물의 통과시간은 일반적으로 3-8시간 정도이다.

소장에 병이 생기면 목 통증, 어깨통증, 턱이 붓고, 귀울림 현상이 있다.

대장(Large Intestine)

소장에 연속되는 소화관으로 복부 하단의 우측에서 시작하여 복부 상단에서 좌측으로 횡행한 후 다시 좌측 하단까지 내려오는 ㄷ자 모양이며, 맹장, 상행결자, 횡행결장, 하행결장 및 S상결장, 직장, 항문으로 구분되어 있다.

일반적으로 지름 7.5 cm이며 길이는 1.5m 정도이다. 소장에서 들어온 음식물

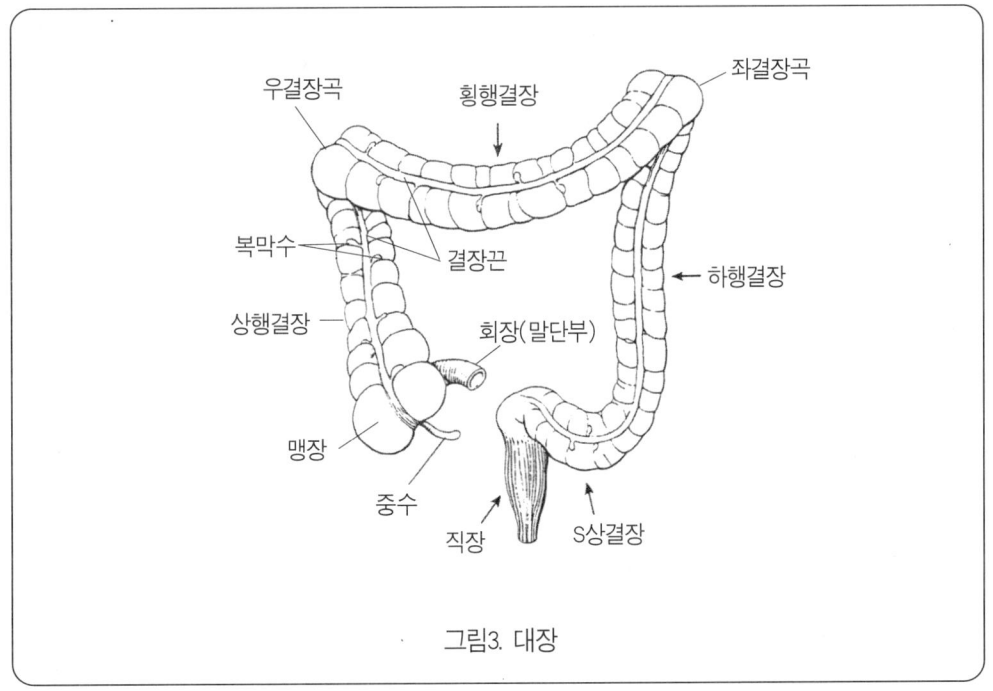

그림3. 대장

의 찌꺼기에서 다시 수분을 추출하고 일반적으로 12시간 이상 보관하며 메탄가스 등을 방출한다.

대장병이 생기면 복통, 설사 변비, 숨이 차고, 답답하며, 입이 마르고 코가 막히거나 혹은 어깨통증, 치통, 손가락 통증, 만성감기, 불면증, 두통, 식욕감퇴 등이 생긴다.

췌장(pancreas)

췌장은 앞부분과 중간부분이 12지장으로 감싸여 있으며 끝부분은 비장에 접하고 있다. 일반적으로 남자가 더 크다. 길이는 15-25cm이고 폭은 3-5cm이며 무게는 70-100g 정도이다. 췌장은 도관을 가진 외분비선인 췌액(소화효소를 대량 함유한 액)을 분비시켜 소장 내의 진실한 소화가 이루어지게 하는 기능과 내분비선인 랑게르한스샘이라는 세포집단으로 인슐린과 글루카곤을 분비한다.

췌장병은 인슐린 양의 감소로 인한 당의 흡수력이 약해져 고혈당 증세인 당뇨병이 발생하며, 인슐린 분비가 너무 과해도 저혈당 증세가 발생된다.

또한 소화기계통의 기능장해, 만성 췌장염 등이 있다.

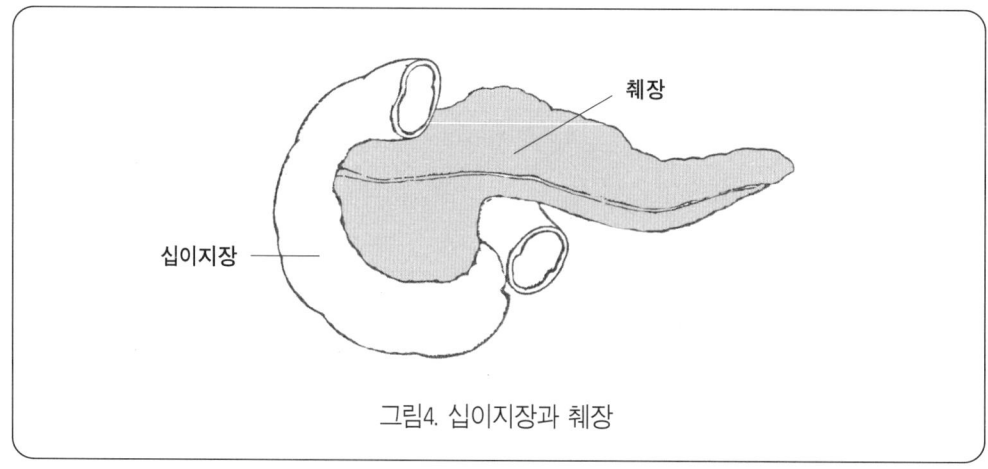

그림4. 십이지장과 췌장

십이지장(duodenum)

소장 상단의 일부분이지만 소장의 기능과는 별도의 기능을 수행하므로 별개의 장기로 구분한다. 위의 유문으로부터 손가락 12개의 폭(약 25cm)이라 하여 12지장이라 부른다.

C자형으로 구부러져 췌장을 감싸고 있으며, 상단 10cm정도 부위에 소화액인 담액관 및 췌액관과 연결되어 있다. 12지장은 지방산, 탄수화물, 당, 비타민, 무기질 등을 분류하는 기능을 갖고 있다.

십이지장 병은 십이지장궤양, 식욕부진, 복부팽만 등이다.

담낭(gall bladder)

소화효소를 활성화시키는 담낭은 간의 하면에 약간 우측으로 붙어 있는 작은 주머니 모양으로, 쓸개라고도 한다. 간장에서 나오는 담즙을 일시적으로 담아두는 작은 주머니라고 표현할 수 있다.

담낭의 기능은 간에서 보내준 담즙을 저장 농축하였다가 음식물이 체내에 들어오면 담낭은 총담관을 통해서 12지장으로 담즙을 내보내어 소화를 도우며 지방질 등의 퇴적물을 씻어 준다.

담에 병이 생기면 입안이 쓰고, 한숨을 자주 쉬며, 가슴과 옆구리의 통증, 발 등이 뜨거우며, 뒷머리에 통증, 신경통 등의 현상이 나타난다.

간장(liver)

인체 최대의 선(gland 샘)으로서 복부 우측 상단을 거의 차지하고 있으며, 갈빗대의 보호를 받고 있는 우리 몸 속에서 가장 큰 장기이다.

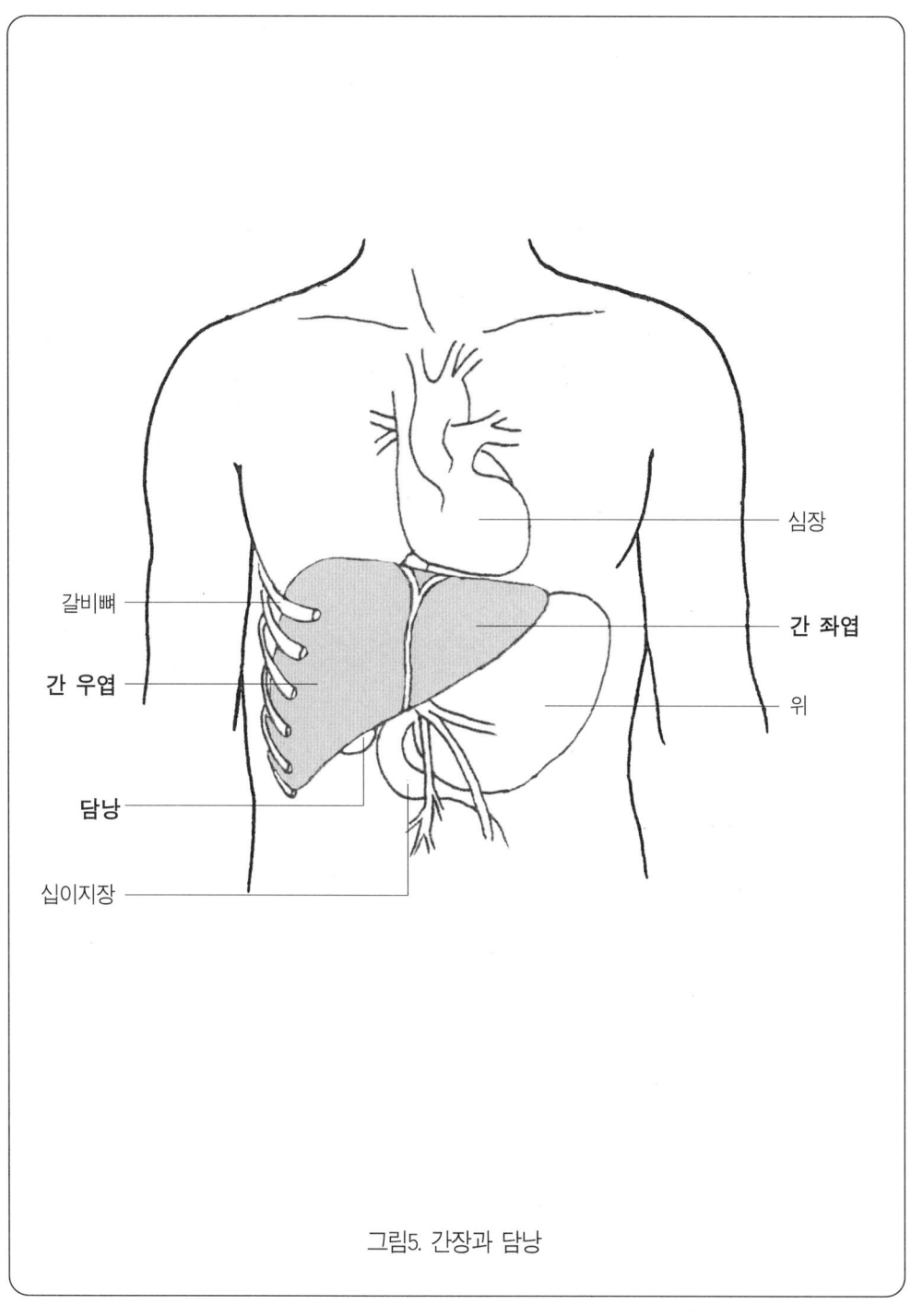

그림5. 간장과 담낭

일반적으로 무게도 1Kg 이상으로 장기 중에 제일 무거우며, 일명 과묵한 장기로 불리울 정도로 80% 가 손상되거나 없어도 정상적인 기능을 유지할 수 있기 때문에 소홀하게 생각하기 쉽다. 일반적으로 간이 아주 악화된 상태에서 감지하고 치료를 받음으로 중증인 경우가 많은 실정이다. 500여 가지의 일을 하는 복잡한 장기로서, 설명을 할 수 없을 정도로 너무나 다양하고 중요한 기능을 갖고 있으므로 고도의 화학공장이라 표현할 수 있다.

12지장 및 소장에서의 소화효소들을 활성화시키는 <u>담즙을 생산하며, 또한 인체가 활동할 수 있는 연료공급을 해주며, 음식물 소화를 돌봐 주고, 각종 영양소를 제조 또는 보관해 준다. 특히 독소를 해독해 주고, 조혈작용을 도우며, 인체에 필요한 항체도 생산하는 다기능 장기이다.</u>

간에 병이 생기면 우측 갈빗대 하단부에 통증, 얼굴에 황달이 생기며, 쉽게 피로하며, 시력이 감소하고, 심한 갈증, 아랫배가 당기며, 양 옆구리에 통증, 발등 통증 현상이 나타난다.

폐(lungs)

생존유지의 기본요소인 호흡을 주관하는 폐는 좌우측 가슴에 자리잡고 있으며, 우측 폐는 상엽 중엽 하엽으로 구분되어 있고 좌측 폐보다 크다. 좌측 폐는 상엽 하엽으로만 되어 있다. 좌우 폐의 내측면은 심장을 감싸듯이 마주보고 있으며, 양폐의 사이에는 기관지, 폐의 정맥관 동맥관 및 신경 림프관이 있다.

폐는 근육이 없기 때문에 숨을 마시면 늘어나고 숨을 내쉬면 줄어드는 수동적인 역할을 한다. 폐는 몸 안에 있지만 밖에 있는 것과 마찬가지이다. 그 이유는 호흡을 할 때 각종 환경적인 위험요인과 오염물질을 그대로 흡입하기 때문이다. 폐의 중요구조는 벌집처럼 다닥다닥 붙은 아주 미세한 폐포(공기주머니)로 구성되어있다.

폐포는 직경 0.25mm로 폐포수는 일반적으로 3억개 정도이며, 폐포벽에 있는

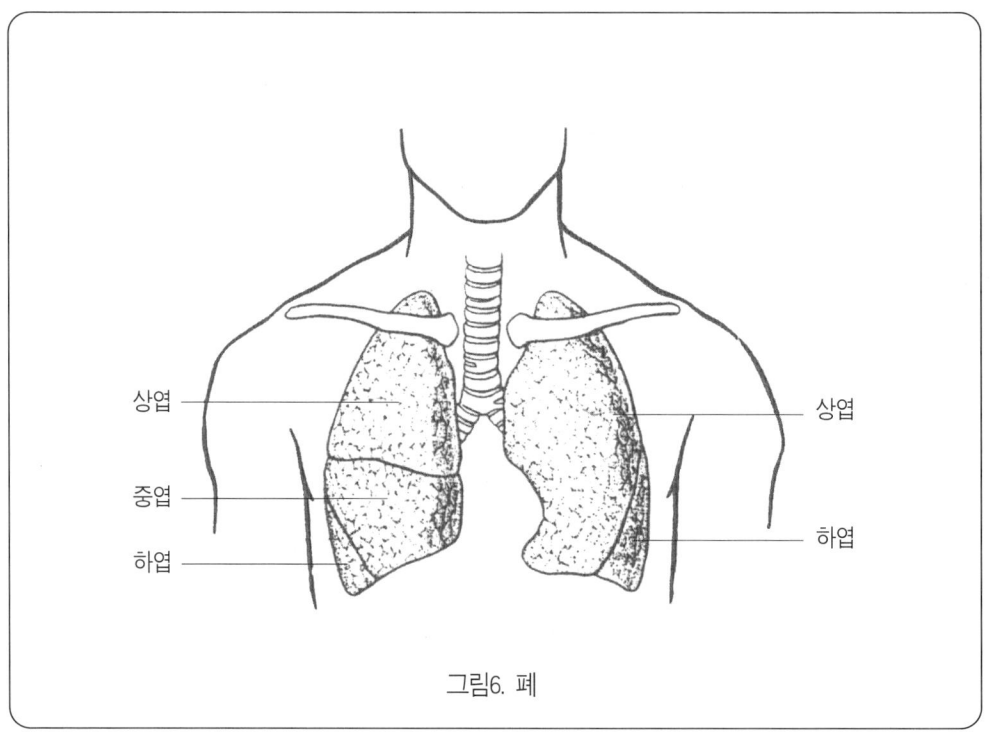

그림6. 폐

모세혈관망에서 혈액과 가스 교환작용을 한다. 코로 공기를 흡입하여 기관지에서 좌우 기관지로 갈라져 좌우 폐로 각각 들어가 혈액에 공급하며, 또한 인체에서 생긴 이산화탄소 등을 밖으로 배출하는 기능을 수행하므로 생명 유지의 기본을 담당하는 역할을 한다.

폐에 병이 생기면 권태감, 원기부족, 식은 땀, 어깨결림, 가슴이 답답하고, 손바닥에 열이 나는 증상이 나타난다.

비장(Spleen)

위의 좌측에 있으며 납작한 타원형으로 길이 12cm, 폭 5cm정도이며 무게는 보통 170g정도이다. 거의 피막으로 덮여 있으며 내측면 중앙에 혈관, 신경 등의

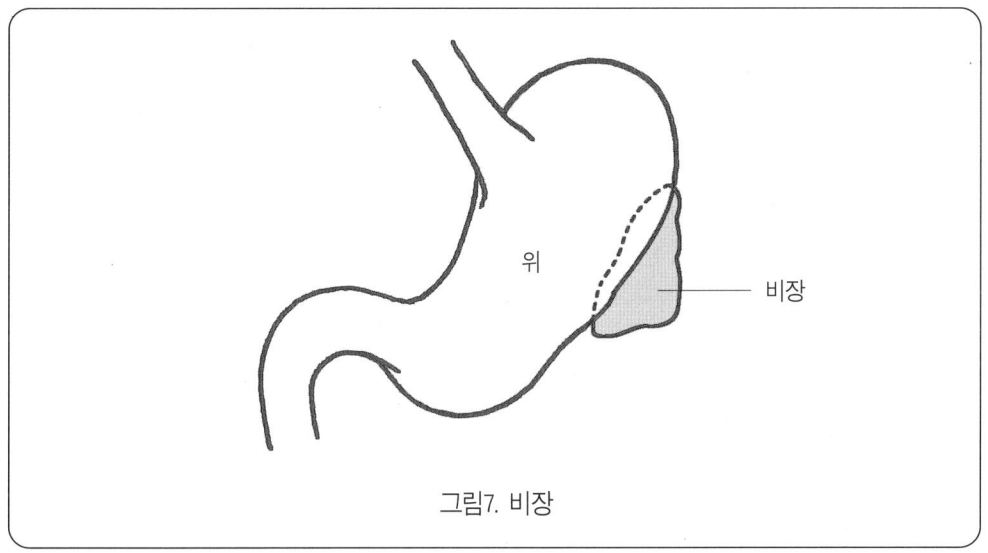

그림7. 비장

출입구가 있다.

비장의 기능은 임파구를 생산하여 식균작용을 하며, 적혈구의 저장 및 파괴, 항체생산 등의 기능을 한다.

비장병이 생기면 출혈성 질환, 위통, 헛배가 부르며, 트림을 많이 하며, 가슴이 답답하고, 명치끝에 통증, 몸이 대체로 무거운 감을 느낀다.

심장(Heart)

가슴 한가운데서 좌측으로 치우쳐 있으며 온몸에 혈액을 공급하는 기관으로서 우심실 우심방, 좌심실 좌심방으로 구성되어 있다. 실제 펌프작용은 좌 우 1개씩만 작용한다. 한번 펌프작용은 보통 0.3초 걸리며 0.5초를 쉬고 다시 펌프작용을 한다. 심장은 많은 영양분을 소비하며 힘센 근육으로 구성되어 있다. 혈액을 전신으로 밀어주는 역할을 하는 심장은 생명유지의 원동력인 것이다. 심장에 병이 생기면 협심증, 심계항진, 심근경색, 혀가 굳거나 가슴에 통증, 심한 갈증, 얼굴에 발열 현상, 자주 놀라며, 혈액순환 장애, 호흡곤란 등이 나타난다.

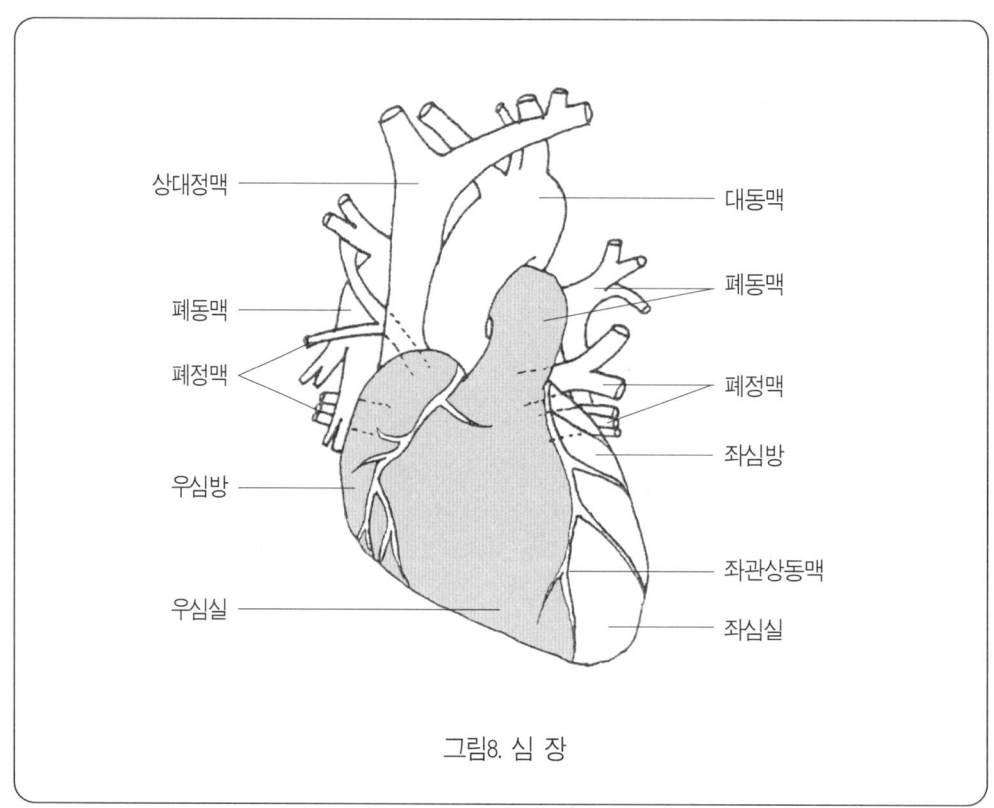

그림8. 심 장

방광(Urinary Bladder)

  치골 결합부분에 자리잡고 있으며 두꺼운 벽을 가진 장기로서 괄약근이라 부르는 <u>2개의 밸브를 갖고 있으면서 방광이 팽창하면 1개의 밸브가 자동적으로 열리며 다른 1개의 밸브는 자기의 의사 결정에 의하여 소변을 배출하게 되는 것이다.</u>

  방광의 용량은 개인차가 있지만 일반적으로 500cc정도이다. 방광의 병은 뒷목이 경직되며 통증도 수반되고, 중추 통증, 허리 통증, 요도 통증, 하복부 통증 등의 현상이 있다.

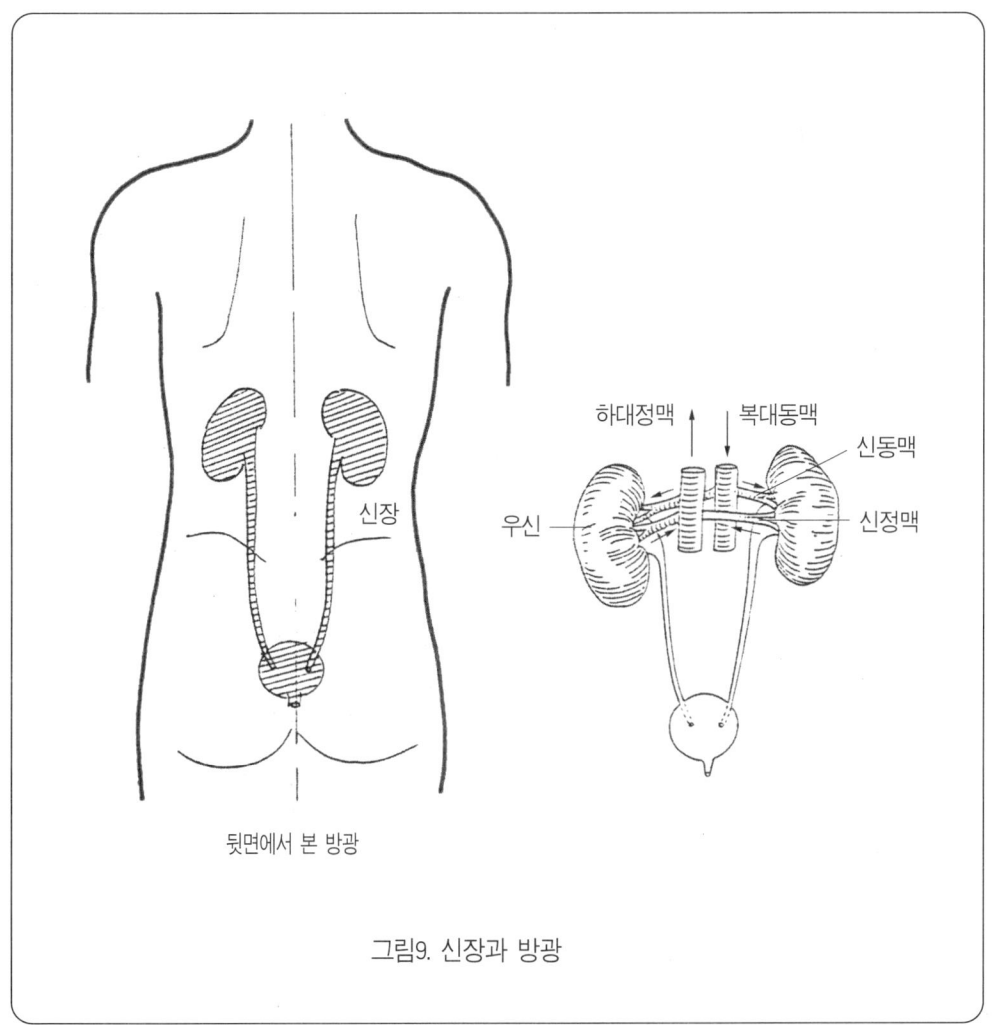

그림9. 신장과 방광

신장(Kindney)

좌우측의 늑골에 닿아 있으며 암적색을 띤 큰 콩 모양이다. 길이는 보통 10cm, 폭이 5cm정도이고, 무게는 일반적으로 120g 내외로서 주먹 크기 정도이다. 신장에는 여과장치가 있어서 인체에 필요한 것은 재흡수하고 불필요한 것은

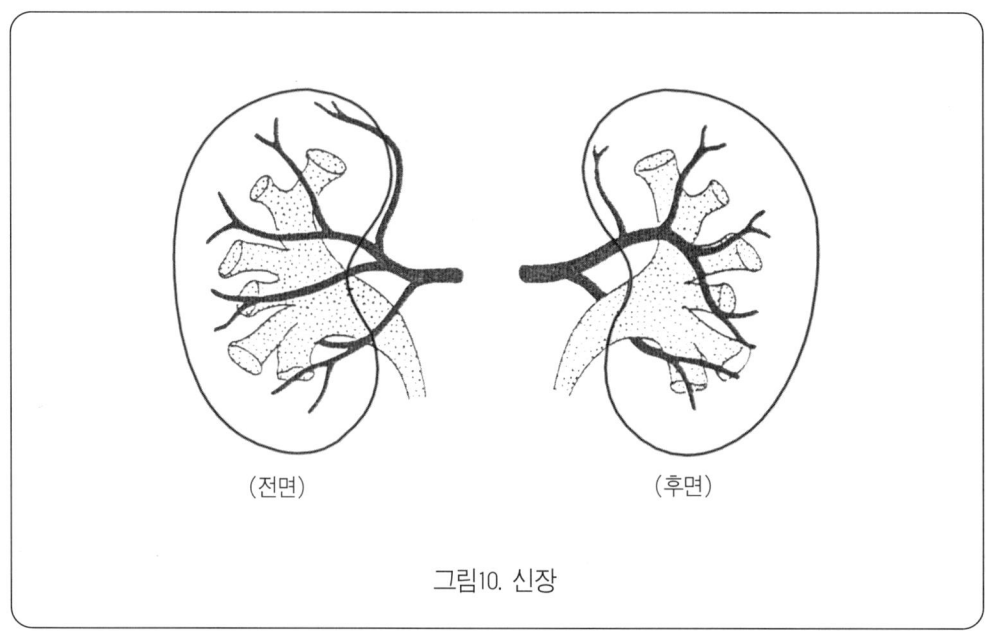

그림10. 신장

수뇨관으로 배출시켜 방광으로 보내진다. 즉 인체의 수분의 양도 조절하며, 혈액의 지나치게 산성화하거나 지나친 알카리화 하지 않도록 감시하는 기능도 있다.

신장에 병이 생기면 신장결석, 가슴이 두근거리며, 목구멍이 붓고, 다리에 기운이 없으며, 전신의 무기력증, 허리통증 등의 현상이 생긴다.

심포(心包)

뚜렷한 실체가 없는 것으로서 심장을 둘러싸고 있는 겉부분이라고 할 수 있다. 동양의학에서는 6장6부의 1개의 장기로서 중요한 부분을 차지한다.

심포에 병이 생기면 가슴이 두근거리며, 얼굴이 달아오르며, 손에 열이 나며, 겨드랑이가 붓고, 심한 경우엔 가슴과 옆구리에 답답한 현상이 생긴다.

삼초(三焦)

현대 서양의학에서는 취급하지도 않고 인정도 안 하는 장부로서 이름은 있지만 형체는 없는 기관이다.

상초, 중초, 하초로 구분하여 상초는 목 밑에서 명치까지, 중초는 명치부터 배꼽까지, 하초는 배꼽에서 치골까지로 3등분한다. 상초는 호흡 순환계를, 중초는 소화 흡수계를, 하초는 비뇨 배설계를 주관한다.

삼초에 병이 생기면 귀가 잘 안 들리고, 목구멍이 붓고 통증, 식은땀이 나며, 복부 위쪽이 딴딴하게 굳는 현상이 나타난다.

대뇌(Cerebrum)

뇌는 간과 더불어 인체에서 가장 큰 기관으로 수십억의 신경세포와 그 이상의 신경교세포로 이루어져 있다. 뇌의 무게는 성인의 경우 약 1.5kg으로 일반적으로 남성이 여성보다 크다.

뇌의 신경세포는 출생 후 수개월간 유사 분열하여 증가하지만 그 이후는 세포의 수는 증가하지 않는다. 특히 임신기간의 영양실조는 출생 후에 심각한 영향을 받을 수 있는 것이다.

뇌의 성장은 대부분 9세까지이며 18세 경에 최대가 된다. 뇌는 대뇌, 간뇌, 소뇌, 그리고 교, 연수 등 6개의 주요 부분으로 이루어져 있으며 중뇌, 교, 연수는 줄기처럼 되어 있기 때문에 뇌간이라고 부른다. 6개의 주요부분 중에서 제일 큰 대뇌는 좌우의 대뇌반구와 4개의 엽으로 구분되며 대뇌에는 대뇌피질과 뇌의 내부에 존재하는 많은 신경섬유로 구성되어 있는 대뇌수질이 있고 대뇌핵으로 구성되어 있다.

대뇌는 뇌의 여러 부분 중에 가장 크며 가장 위쪽에 있다. 좌우로 구분되어 있으며, 우뇌는 감각기능, 창조력 같은 지적인 부분을 통제 조절하고, 좌뇌는 언

어기능 등을 조절한다. 대뇌는 신경의 집합체로서 청각 시각 미각 후각 및 운동영역과 언어, 기억, 학습, 이성 및 인간의 인격을 주관하여 인간이 인간답게 살 수 있도록 하는 통합기능의 사령부이다.

소뇌(Cerebellum)

소뇌는 뇌에서 두번째로 큰 부분으로 대뇌의 뒤쪽 아래에 위치하며 소뇌의 일부가 대뇌에 덮여 있다. 대뇌와 소뇌는 일반적으로 회백질이 표면에 존재하고 그 내부는 거의 모두가 백질로 구성되어 있다. 소뇌는 평형유지, 근육상태의 조절 등 운동에 관여한다. 즉 사고나 질병으로 인하여 소뇌가 손상되면 평형감각을 잃어 걸음걸이가 불안정하고 근육계통이 이완되는 등의 운동이 부정확해진다.

간뇌, 교, 연수, 중뇌

■간뇌
흥분을 대뇌피질에 전달하는 중계점 역할 및 기타!

■교
호흡운동을 조절하는 기능 등이 있다.

■연수
반사중추라 부르며 골격근의 평형유지 및 호흡, 심장박동, 혈압조절, 기침, 재채기, 구토 등의 반사중추가 있기 때문에 생리적 반사중추라 부른다.

■ 중뇌
시각 반사중추와 청각 반사중추가 있다.

삼차신경(Trigeminal nerve)

귀 앞쪽에서 안구 방향, 볼과 코 방향, 아래턱 방향의 세방향으로 갈라진 뇌신경 중에 가장 굵은 혼합신경이다.

■ 안신경지
안면 상부인 앞이마, 비근, 각막 결막, 전두동 및 피부 등에서 오는 감각섬유를 낸다.

■ 상악신경지
안면부의 중앙인 볼과 코, 상악 및 피부 등을 주관한다.

■ 하악신경지
삼차신경 중에 가장 크며 측두부에서 오는 감각을 지배하고 하악 및 피부 등을 주관한다.

좌골신경(Sciatic Nerve)

좌골신경은 선골 신경총에서 나오는 가장 큰 신경으로서 둔부를 관통하여 대퇴 후면으로 내려가서 총비골신경과 경골신경으로 갈라진다. 좌골신경은 하지운동을 주관하며, 골반이나 고관절의 이상으로 장애가 올 수 있으며, 척추장해, 당뇨병, 신장기능 부진 등의 이유로 장애를 일으킬 수도 있다.

림프계(Lymphatic System, 임파계)

림프계는 순환계의 일부분으로 인체에 유해한 미생물 등 기타 이물질 등을 방어하고 없애 주며, 항체를 만들어 주는 조혈작용도 한다.

림프계는 세포간격에 존재하는 림프관과 림프관 내에 있는 림프액과 세포와 세포 사이의 미세 공간에 있는 조직액이 있고, 또한 림프선(Lymph Gland)과 생명의 필수적인 면역기구에 중요한 감염에 대한 신체방어 역할을 하는 흉선이 있다.

림프계 망은 전신에 퍼져 있으며 특히 일정한 부위에 집단적으로 무리지어 존재하며 외부의 병균이나 세균을 방어한다. 집단적으로 분포된 부위는 주로 귀밑과 악하(턱밑) 및 겨드랑이, 가슴 주위와 서혜부(사타구니 주위)이다.

전립선(Prostate, 생식기)

전립선은 방광의 바로 밑에 위치해 있고 둥근 형으로 되어 있다. 요도가 전립선의 중앙을 관통하고 있으며 중요한 기관이다. 전립선의 분비물은 정액에 다량의 알카리성 물질을 분비하는데, 이 알카리성에 의해 정자는 산성액으로부터 방어를 하여 정자운동을 활성화시킨다.

정자는 산성이 과도하고 강하면 죽게 되며, 정자운동은 중성이거나 약알카리성 영역에서 가장 활발하다.

자궁(Uterus, 생식기)

자궁은 방광과 직장 사이에 위치하며 월경, 임신, 분만이라는 생명을 창출하는 3가지의 중요기능이 있다.

부신(Adrenal Gland)

 부신은 신장 위에 모자처럼 붙어 있으며 피질과 수질로 분류되어 각각의 내분비선 기능을 한다.

■ 부신피질
 주로 분비되는 것은 당질 코르티코이드(Glucocorticoid)는 간세포를 제외한 모든 세포의 단백질을 아미노산으로 분해하는 것을 촉진하며 또한 정상적인 혈압을 유지시켜 준다. 부신피질은 남성호르몬과 소량의 여성호르몬을 분비하는 등 기능이 다양하다.

■ 부신수질
 부신수질은 대부분 에피네프린 호르몬을 분비하여 평활근심근 선에 영향을 주며 또한 교감신경의 효과를 증대시키는 작용을 한다.

■ 부신에 의한 질환
 과혈당증 당뇨병, 얼굴 어깨 복부 등에 지방 침착, 혈압 불안정, 림프절을 위축시켜 항체감소.

뇌하수체(Pituitary Gland)

 뇌하수체는 직경 1.2~1.5cm, 무게는 0.5g정도로 작지만 매우 중요한 기관이다. 뇌격막의 연장 부분에 덮여 있으며 자루 모양을 하고 있다.
 1개의 내분비선과 같이 호르몬 분비를 하는 것 같지만 실제는 2개로 갈라진 선으로 구성되어 내분비선의 구조로 되어 있는 전엽(선 하수체)과 신경조직의 구조인 후엽(신경 하수체)로 구별되며, 서로 다른 기능의 호르몬을 생성한다.

■ **전엽**

성장호르몬
아미노산을 세포내 이동촉진 및 성장촉진.

유선 자극 호르몬
임신중 유방발달과 출산시 유선분비.

자극호르몬
갑상선, 부신피질, 난포자극, 항체 형성 자극.

■ **후엽**

항이뇨 호르몬
수분을 유지하는 기능.

옥시토신
유방근을 수축시켜 젖의 분비를 촉진.

■ **뇌하수체로 인한 질환**
거인증 혹은 난쟁이, 손 발 턱 볼 등의 골(뼈)비대증, 당뇨병, 기타 발육에 관한 질환.

갑상선(Thyroid Gland)

경부의 후두 아래에 위치하며 좌우에 큰엽 1개와 그를 연결하고 있는 부분이 협부로 구성된다. 갑상선은 2종(사이록신과 트리요오드사이론닌)의 갑상선 호르몬과 사이로칼시토닌을 분비한다.

■ 갑상선 호르몬
기초대사율과 성장발육을 조절하며 지능발달에도 영향을 준다.

※참고
대사란 소화 흡수된 영양분을 체세포가 사용하여 화학반응에 의해 에너지와 여러 가지 합성물 (단백질, 당분류, 지방 등등) 등을 생성하거나 노폐물을 제거하는 과정을 말한다.

■ 트리요오드사이로니
혈액 중의 칼슘농도를 신속하게 감소시키는 작용을 한다.

■ 갑상선으로 인한 질환
안구돌출, 왜소 발육증, 정신적 신체적 특성 감소, 체중의 증가.

부갑상선(Parathyroid Gland)

부갑상선은 작고 둥근 기관으로 갑상선의 좌우 양엽 후표면에 붙어 있다. 부갑상선은 파라시로이드(Parathyroid) 호르몬을 분비한다. 혈중으로 칼슘 흡수를 촉진시켜 혈중의 칼슘 농도의 항상성(정상치 약 12mg/100mL)을 유지시켜 저칼슘혈증을 막는 작용하다. 또한 세뇨관을 자극하여 혈중의 인산염을 소변으로 배설하도록 작용한다. 칼슘의 항상성 유지는 인체에는 대단히 중요하다. 정상적인 신경과 근육, 혈액응고, 효소의 정상적인 기능에 절대적 필요요소이다.

■ 부갑상선으로 인한 질환
고칼슘혈증으로 인하여 골(뼈)이 손상을 받는다.

랑게르한스(Langerhans)샘

췌장 내에 존재하는 것으로 인슐린을 분비하고 글루카곤을 분비한다. 인슐린은 포도당, 아미노산, 지방산을 혈액에서 세포질까지 이동시키는 작용을 하며 혈중 영양화합물 농도를 저하시키고 대사를 촉진한다. 글루카곤은 혈중의 포도당 농도를 증가시켜 인슐린과 반대작용을 한다.

생식선인 난소(Ovaries)

여성의 난소는 인대에 의해 자궁과 결합하고 있으며 중요한 기능으로 난자(여성의 생식자)를 만들어 내는 기관으로서 정자와의 결합수정은 난관에서 이루어진다.
난소 내에는 사춘기 후 성숙하는 무수한 난포가 존재한다. 난포는 배란과 2종의 여성 스테로이드(Steroid)호르몬을 분비하는 기능을 갖고 있으며, 이 호르몬(Estrogen)은 여성이 월경 후 배란을 할 수 있는 주기적 변화작용을 한다.

생식선인 고환(Testes)

남성의 고환은 정자를 만들고 호르몬을 분비하는 기능이 있다.
고환은 남성화를 촉진하는 안드로겐(Androgen)스테로이드 호르몬을 분비하여 남성의 2차 성장을 나타내는 생식기관의 발달과 특성을 만들어 주고, 성인에게는 성생활을 수행하는 데 기여한다.

제 3 편
발 관리 실기

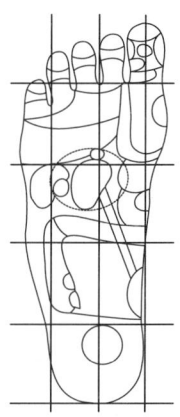

사람은 인체의 한 부분만 이상이 생겨도 고통을 받는다. 더욱이 발에 이상이 생겼을 때는 많은 고통을 받으며 큰 불편을 느낀다. 발은 몸을 이동할 수 있는 유일한 기관이기 때문이다. 먼 외출을 하지 않는다 해도 최소한 생리적인 대소변은 해결해야만 생활할 수 있는 것이다. 그런 경우를 당해본 사람만이 절실히 발의 중요성을 깨달을 것이다.

건강한 사람은 "건강은 건강할 때 지켜라"라는 말처럼 평소에 건강관리를 해야 하며, 병약하거나 현재 질병에 시달리고 있는 사람은 "위기가 기회이다"라는 신념으로 더욱 더 자연 치유력에 힘을 불어넣어 건강을 찾는 기회로 만들고, 앞으로는 질병이 절대 침입할 수 없는 강건한 몸이 될 수 있게 건강관리에 유의하는 계기로 삼아야 한다.

문명이 발달할수록 병의 종류도 다양하여 많은 사람이 이 순간에도 고통의 나날을 보내고 있다. 자동차 문화가 발달한 미국에서는 인구의 80% 이상 발 고장으로 인하여 고통을 받고 있다는 통계자료를 보았다. 우리도 습관을 바꾸어 타는 것보다 가능한 걷는 습관을 가져야 하며, 또한 기회가 주어진다면 자갈밭 모래사장 등을 걷거나 농촌의 비포장 도로를 맨발로 걸으면 건강에 큰 도움이 될 것이다. 특히 황토를 맨발로 밟으면 대단한 효과가 있다고 옛 문헌에도 기록되어 있으며, 현재도 황토는 만병에 효험이 있다고 홍보하는 사람도 있다. 또한 <u>반사구는 발에만 있는 것이 아니고 손, 귀, 코에도 있으므로 평소에 손바닥, 귀, 코를 자주 비벼 주면 건강에 도움을 줄 것이다.</u>

모든 질병은 스트레스로부터 시작되므로 마음의 안정을 찾아서 빨리 스트레스에서 벗어나는 것이 건강을 유지하는 첫 번째 길이다. "발은 만병의 근원이다" "병의 주범은 발의 노폐물이다"라는 말이 있듯이 평소에 발 관리를 하면 상상했던 기대 이상으로 몸이 날아갈 듯이 가벼워지고 좋아졌다는 것을 느낄 것이다.

발 관리는 손과 봉(막대기)만 있으면 어디에서도 기본적인 관리를 할 수 있으며, 경제적인 부담도 없고 또한 반사구 위치가 틀린 곳에 지압을 해도 전혀 부작용이 없는 것이 장점이며 특징이다.

사람들이 스트레스를 받으면 먼저 신경이 자극되어 각 기관(6장 6부 및 전신)에 전달되고, 이에 각 기관은 긴장을 하게 됨으로써 생체 에너지가 불규칙하게 과소비되며 산소량이 더 필요하게 된다. 더 많은 산소가 필요하게 됨으로써 호흡이 빨라지거나 고르지 못하게 되며, 따라서 자동적으로 심장박동도 빨라지거나 불규칙하게 되어 혈액순환이 일정치 않게 되는 것이다. 혈액순환이 일정치 못하면 발의 노폐물이 제대로 배출되지 못하고 쌓이게 된다. 또한 만성적인 스트레스(높은 굽의 구두 혹은 맞지 않는 구두를 신었을 경우 등등)인 경우는 발의 구조상의 결함 고장을 일으키게 되는 것이다.

노폐물의 고임, 발의 고장 등으로 인하여 각 기관에 생체 에너지를 원활하게 공급할 수 없게 됨으로써 결국은 기관이 제기능을 수행치 못하고 장해(질병)가 발생하는 것이다.

발 관리를 하면 일차적으로 긴장이 풀려 심신이 안정되어 스트레스가 해소되며, 그 동안 쌓였던 침전물(노폐물)을 없애 줌으로써 각 기관의 장해가 해소되어 제기능(항상성, 자연 치유력)을 발휘할 수 있게 도와줌으로서 질병에서 벗어나게 되는 것이다.

발 관리 강의를 하는 분들 중에 일부에서는 발 관리를 하면 무슨 병이라도 치유될 수 있다고 하지만, 필자의 생각으론 옳은 일이 아니라고 말하고 싶다. 물론 병원에서도 포기한 환자가 발 관리를 받고서 기적처럼 완치된 예가 수없이 많은 것은 사실이다. 그러나 몇 가지의 사례만을 갖고 발 관리는 만병통치처럼 홍보하는 것은 올바른 일이 아니다. 경우에 따라서는 급박한 환자에게 혼동을 주어 치명적인 결과를 초래할 수도 있는 것이다.

오늘을 사는 대부분의 사람들은 많은 스트레스와 온갖 공해 및 약물 남용으로 인하여 인체가 갖고 있는 자연 치유력이 저하되어 질병퇴치에 제기능을 수행할 수 없는 실정이다.

사람에 따라서 발관리 시술 즉시 자연 치유력으로 완치되는 경우도 있고, 또한 저하된 자연 치유력이 오랜 시간이 지나야 제기능을 발휘하는 경우도 있는 것이다. 다만 발 관리는 5천년 전부터 전래되어온 전승의학의 일부분으로서 전혀 부작용 없이 자연 치유력을 향상시켜 주는 것은 틀림없는 사실이다. 건강한 사람뿐만 아니라 지금도 병실에서 질병과 싸우며 고통받는 많은 환자들에게 발 관리를 해주는 것도 치료에 큰 도움을 줄 것이라 확신한다. 병원 의사와 상의하면 대부분 긍정적으로 받아들여 병실에서도 발 관리를 할 수 있도록 배려해 줄 것이라 생각한다.

제 1 장
발의 구조와 결함

발의 구조

인간의 발 구조는 다른 동물에서는 볼 수 없는 매우 복잡한 구조로 되어 있다.

■ 뼈(발목에서 발가락까지의 구조)
양쪽 발 합해서 52개(4개 종자골 제외)로서 인체의 뼈 206개 중의 1/4를 차지할 정도로 많이 모여 있다.

■ 근육
전신에서 제일 강하고 굵게 되어 있어서 운동작용과 쿠션작용도 한다.

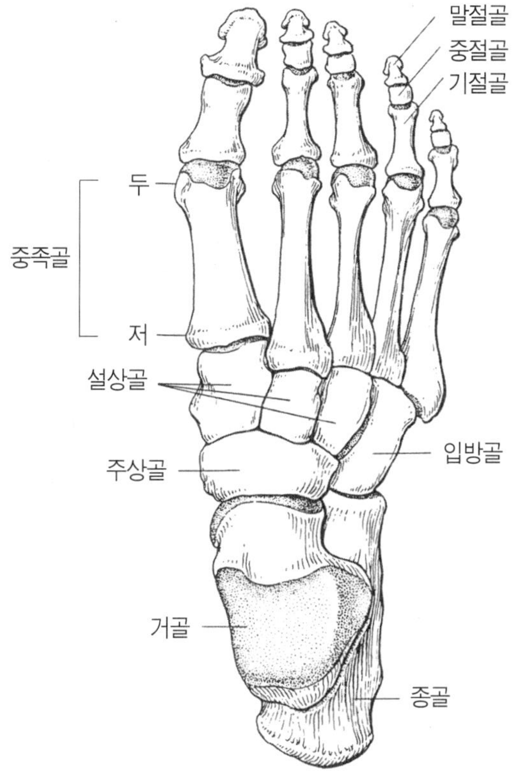

그림1. 발의 골격(우측 발등)

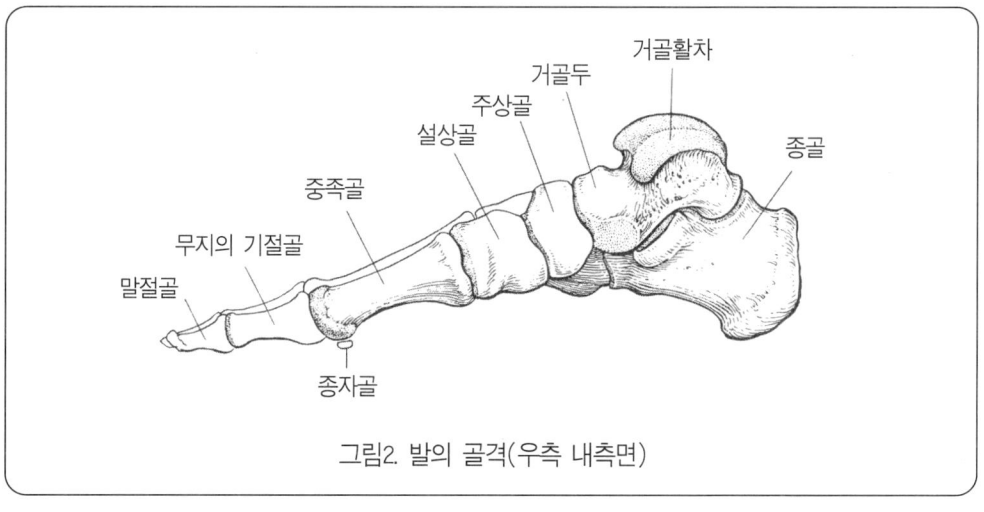

그림2. 발의 골격(우측 내측면)

■ 인대

전신 중에서 가장 많이 모여 있으며 복잡한 뼈와 관절을 연결하며 <u>발의 비틀림을 방지하기도 한다.</u> 특히 발바닥에 족저근막이라고 하는 가장 큰 인대는 발바닥을 보호하는 역할을 한다.

■ 혈관

발에 있는 무수한 혈관 중에 발등에 많은 모세혈관망이 밀집 분포되어 있어서 심장에서 가장 멀리 떨어져 있는 신체 부위가 발이지만 원활한 혈액순환을 도와주고 있는 것이다. <u>모세혈관작용은 심장에서 나온 혈액을 다시 심장으로 되돌려 주는 원동력 구실을 하기 때문에 "발은 제2의 심장"이라고 하는 것이다.</u>
또한 발에는 아킬레스건 부위와 발등의 충양(경혈)에서 맥박을 감지할 수 있다. 맥박의 상태로 혈액순환상태를 점검하여 건강상태를 알 수 있다.

■ 신경

발의 신경도 혈관과 마찬가지로 발에 무수히 많이 있는 것으로 보아 발의 운동기능은 단순하지만 전신에 미치는 기능은 대단히 중요하다는 것을 알 수 있다.

발의 결함 원인

■ 순환기 계통

스트레스로 인하여 혈액순환이 일정치 않게 되고 혈액순환이 고르지 못하면 발에 노폐물이 쌓이게 되며, 노폐물이 쌓이게 되면 각 장기가 제기능을 수행치 못하게 되어 질병이 되며, 또한 노폐물로 인하여 발 자체의 결함(피가 통하지 않으므로)이 생긴다.

■ **발의 과부하**

발바닥의 면적은 몸의 2% 정도밖에 되지 않는다. 2%가 나머지 98%에 해당되는 체중을 지탱하는 것은 보통 일이 아니다. 항상 몸을 움직일 때마다 발에 걸리는 하중은 시시때때로 변화되므로 항상 중심을 잡아야 되며 또한 항상 인력에 상응한 대비를 하여 균형을 잡아야 하는 정말 어렵고 힘든 일을 발이 하고 있다. 그러나 많은 사람들은 발을 등한시하고 더욱 혹사시키고 있다. 맞지 않는 구두 또는 높은 구두를 신거나 과중한 체중 등으로 인하여 발에게 과도한 부담을 주는 과정에서 발에 결함이 일어나게 되는 것이다.

또한 뼈 발육이 덜된 몇 개월 안된 유아를 일으켜 세우고 걸음마 연습을 억지로 시키면 성장 후에 심한 후유증이 생기는 것이다. 또는 불균형한 자세의 습관으로 인해서 발에 과부하가 걸리게 되어 만성적인 발의 결함이 있는 경우도 허다하다. 즉 발은 몸이 쓰러지지 않도록 균형을 잡기 위해 발 자체의 결함은 물론 무릎 골반 허리 척추(경추 흉추 요추) 등에 부담을 주게 되어 여러 가지 결함이 발생하고, 또한 그로 인하여 내장의 질병 원인이 되기도 하는 것이다.

발의 결함 종류

발의 결함은 일반적으로 짝짝이 발, 과체중, 과부하, 종골 내반, 외반무지, 평발, 정맥류 정체, 하이아치, 구두 및 척추(경추, 흉추, 요추)이상, 순환기계이상, 내분비계이상 등으로 인하여 발 결함이 발생한다. 또는 고혈압, 당뇨 등으로 인한 발 결함 혹은 선천성 발 결함으로 인하여 신체의 한 부위가 아닌 전신에 파급된다. 발 결함은 내장 및 전신의 질환으로 파급되고, 또는 음식물 및 환경 요인으로 인한 내장의 질환이 발 결함으로 나타날 수도 있다. 즉 한 부위의 결함(장애)는 전신의 장애로 퍼지는 것이다.

결함 해소 방안은 철저한 발 관리가 최선이며, 특히 발가락이 한 방향으로 휘어짐을 조정(버니언, 버니트 조정), 지골조정, 중족골조정, 거골조정(족관절 조정), 무릎조정, 발의 아치(종궁, 횡궁) 조정, 고관절 조정 등 발을 구성한 골(뼈)의 이상을 조정 해소해야 한다. 또한 중요한 것은 과 체중이 안 되도록 노력해야하며 발에 불규칙한 과부하가 걸리지 않도록 편안한 신발을 선택해야 하고 균형 있는 올바른 자세를 취하는 습관을 가져야 한다.

※참고
뼈의 조정은 각 관절을 배굴, 저굴, 회전 및 발등을 밟아주거나 고관절 들어올리기 등도 포함된다. 평족일 경우에는 발바닥에 교정판을 넣고 신발을 신는 경우도 있고, 발가락 전체가 갈쿠리처럼 앞으로 굽은 경우는 발을 수건으로 감싸고 발등을 가볍게 밟아주는 방법도 있다.

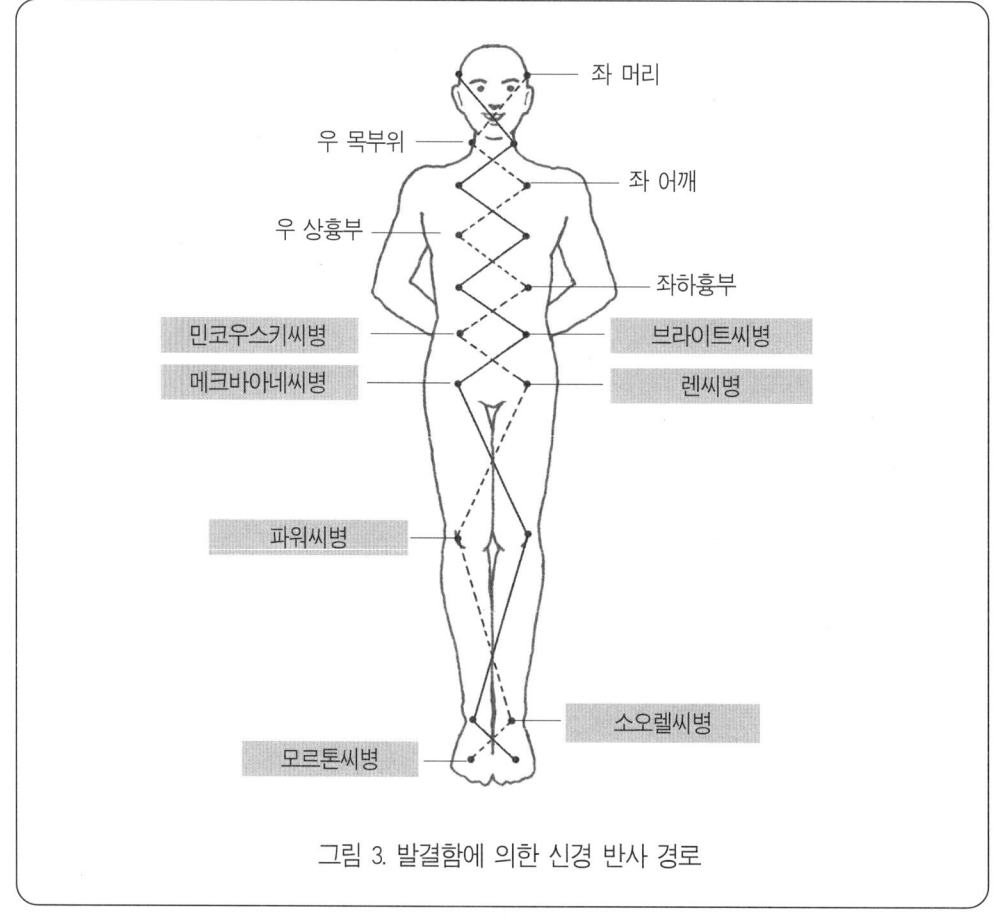

그림 3. 발결함에 의한 신경 반사 경로

■발의 결함으로 파급되는 신경반사에 의한 병(결함)

발병의 원인은 다양하며 한 부위 결함이 전신에 파급된다. 병명은 대부분 증상을 발견한 사람의 이름을 붙였다.

모르톤씨병
- 원인: 중족골 부위의 염증.
- 증상: 가슴발육부진, 구씨관 장애, 이명증, 시력저하, 비염장애, 심장병, 삼차신경 장애.

소오렐씨병
- 원인: 복사뼈 부근의 염증으로서 반대쪽의 발은 길어진다.
- 증상: 고관절이 저림, 생식기계(난소, 자궁, 고환, 전립선)및 방광 장애.

파워씨병
- 증상: 무릎통증, 관절염, 무릎 삐걱거림.

렌씨병(신체의 좌측 아랫배 부분)
- 증상: 신장, 대장의 숙변, 변비.

매크바아네씨병(신체의 우측 아랫배 부분)
- 증상: 신장, 방광염, 요통.

브라이트씨병(좌측), 민코우스키씨 병(우측): 윗배 부분
- 증상
  좌측: 비장, 위장, 췌장병   우측: 간장병.
- **아랫 가슴 부분의 질환**
  좌측: 담석증, 담낭   우측: 심장병.

- **윗 가슴 부분의 질환**

  증상: 좌측, 우측 폐에 장애를 일으킨다.
- **어깨 부분의 질환**

  증상: 어깨통증이 발생한다.
- **목 부분의 질환**

  증상: 좌측, 우측 편도선염을 일으킨다.
- **머리 부분의 질환**

  증상: 좌측, 우측 편두통이 생긴다.

■ 알버트씨 병

아킬레스건을 눌렀을 때 엄지가 저굴하면 이상이 없으며, 이 반응검사를 세파반사라고 한다.

아킬레스건이 파열되었거나 이상이 생겼을 때의 질환으로 좌측의 결함은 우측의 뇌 손상, 어깨통증, 간장병 등이고 우측의 결함은 위, 체장, 당뇨병이 나타난다.

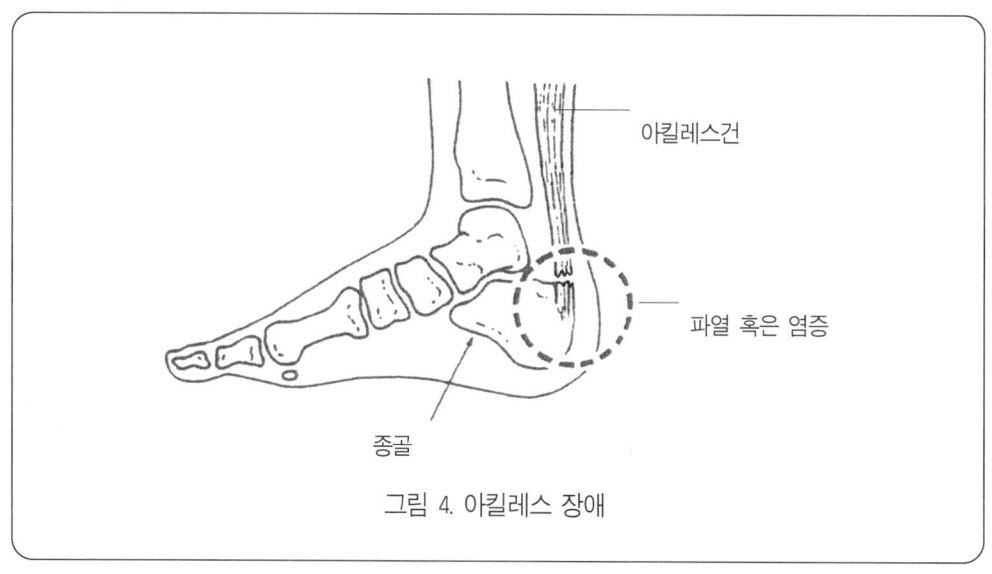

그림 4. 아킬레스 장애

■ 쾰씨병

어린이에게 흔한 결함으로 거골과 주상골이 어긋나서 주상골에 통증이 생기며 제1쾰씨병이라 한다. 성인에게 나타나는 결함으로 특히 여성에게 많이 생기는 결함은 주상골과 설상골, 설상골과 중족골 사이의 결함을 인하여 중족골에 통증이 발생하며 제2쾰씨병이라 한다.

증상은 발이 차거나, 저리고, 마비감, 정맥류에 의한 무릎관절 장애현상이 나타난다.

■ 버니언, 버니트

버니언은 거막류로서 모지 안쪽의 염증이며 버니트는 5번째 발가락이 4번째 발가락 방향으로 기울어지는 현상을 말한다.

버니언 증상은 눈의 통증, 두통이며, 버니트 증상은 담경통, 요통, 방광 장해, 난산위험이 나타난다.

■ 추상족지증(Hammer Toe, 일명 망치발)

발가락 전체가 오므라진 상태(주로 인체의 중심 하중이 앞으로 쏠려서, 즉 발가락에 체중이 걸리게 되어 자연적으로 발가락이 갈퀴 모양으로 구부러지게 된다.)

증상은 무기력증, 만성피로, 발이 차갑고 마비감, 걸을 때 이상현상(안장 다리가 많음)이 나타난다.

발을 수건으로 감싸 지면에 놓고 눌러서 고치는 방법도 있다.

■ 평족(Low Arch)

발의 아치 중 횡아치(척궁)가 내려앉은 상태가 평족이다.

증상은 운동이 부자연스럽고, 허리와 목 장애, 부종, 보행장애, O형 다리가 많다.

발바닥에 교정판을 대고 신발을 신어서 고치는 방법도 있다.

■ 평판족

발의 횡아치와 종아치(종궁)이 완전히 함몰된 상태이다.

증상은 만성피로, 고혈압, 저혈압, 신장병, 심장병, 눈병, 종골내반, 족관절 결함, 부종, 관절염, 보행장애가 나타난다.

평족과 같은 내용으로 교정판을 사용하거나 발 결함시에 행하는 골(뼈)조정 등등 발 관리를 해야 한다.

■ 뒤꿈치 결함

뒤꿈치가 갈라지거나, 각질이 있고, 습기가 전혀 없다. 증상은 생리계통(여성의 난소, 남성의 고환)에 장애가 나타난다.

■ 패혈증

혈당치 상승으로 모세혈관에 이상이 생겨 조직이 부패하는 것이다.

술이나 당뇨 등의 원인으로 신장병, 심장병, 고혈압, 중풍, 뇌출혈 등에 주의해야 한다.

■ 발 스러짐

걸을 때에 발을 내딛는 각도이상으로, 한쪽 발이 옆으로 뉘어서 내딛는 상태를 말한다.

증상은 만성피로, 생식기계 장애, 척추장애 등이다. 특히 좌측 결함은 생식기계, 우측결함은 호흡기 장애가 나타난다.

■ 티눈

심한 하중으로 인하여 뼈에 무리가 가해지는 것을 방지하기 위하여 완충작용용으로 자연적으로 생기게 된 것이다.

증상은 보행장애 및 티눈이 박힌 부위의 반사구 장기가 장애를 받는다.

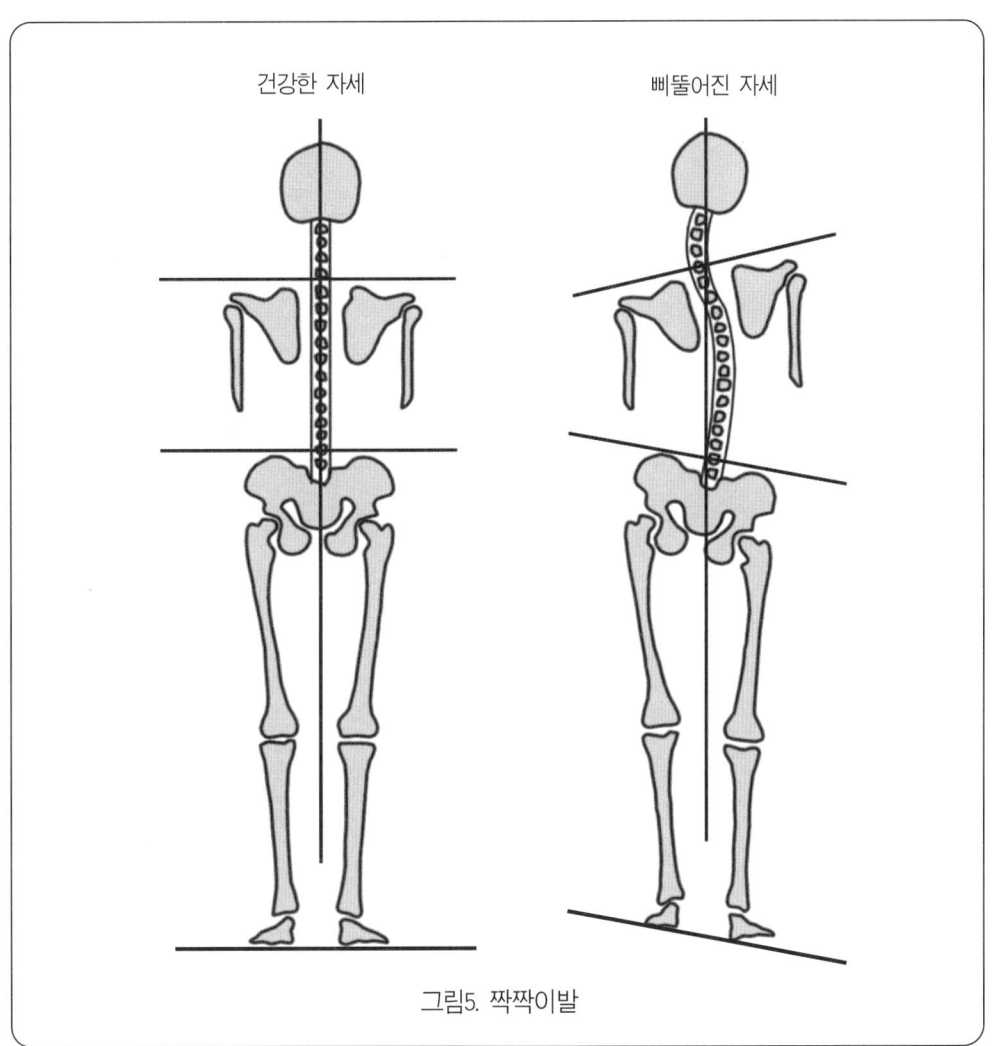

그림5. 짝짝이발

■ 짝짝이 발(한쪽 발이 길어짐)

우측 발이 길다: 호흡기 계통(심장병, 고혈압, 비만).

좌측 발이 길다: 소화기 계통(식욕부진, 위장병 등).

우측 발이 길면(대부분 우측이 길다) 골반이 변위가 되어 변비, 생식기병이 생기고, 좌측어깨가 기울어지게 되어 늑간 신경통, 심장병 및 척추가 휘어지고, 머리도 기울어져서 갑상선, 목 디스크 및 눈도 나빠진다.

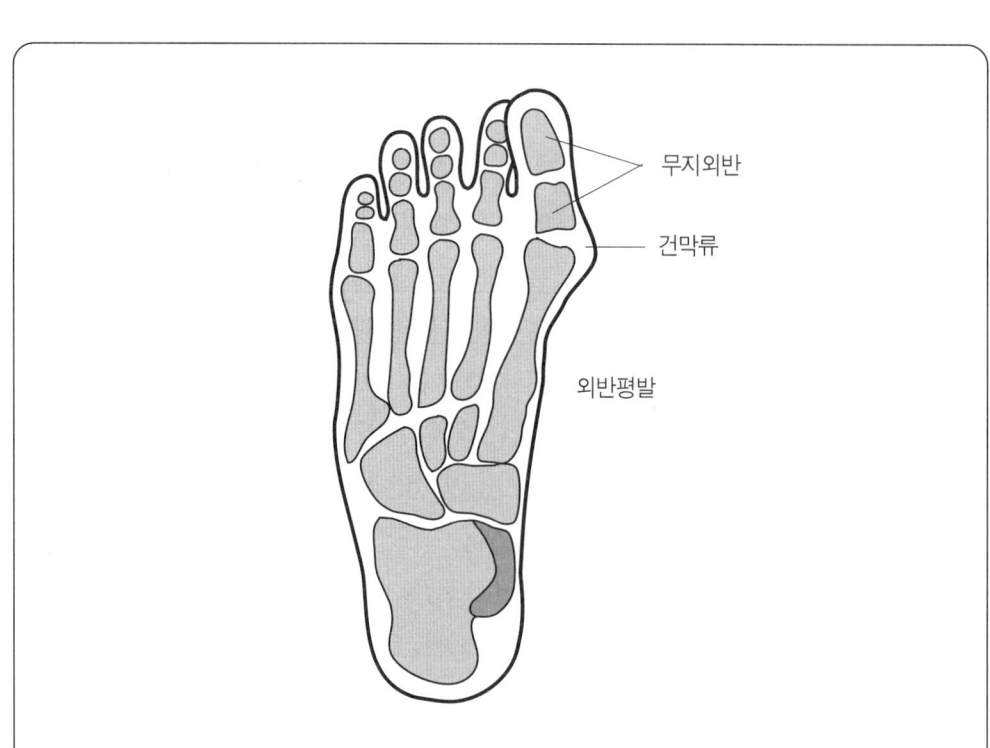

그림 6. 외반무지

■ 외반무지

모지 쪽의 하중을 5번째 발가락 방향으로 옮기는 과정에서 발생하는 결함으로, 모지가 2번째 발가락 방향으로 꺾이어 들어감으로써 모지의 지골과 척골 사이의 연골이 빠져나가고 그 부분에 염증이 생기는 결함이다.

증상은 뇌에 손상을 주어 건망증, 정신질환, 노이로제, 치매, 우울증, 신경쇠약 등의 장애가 있고 근육이 굳어가는 파킨스씨병, 그밖에 갑상선이상, 생리계통인 소변이상, 요실금 등의 장애, 뇌하수체의 성장호르몬, 성호르몬에 장애 요인이 나타난다.

제 2 장
발 관리 준비사항

족탕기, 압봉, 추봉

■ 족탕기

족탕은 복사뼈 위 발바닥에서 8cm부분까지를 더운물에 담그는 것을 말하는 것으로서, 발 관리의 첫 번째 기본이다.

족탕은 세계적인 발 관리 권위자인 일본의 니시 가즈조 선생이 제일 먼저 주창한 건강관리법으로서, "모든 병은 냉한 것으로부터 발생한다" "두한족열(頭寒足熱) 즉 머리는 차갑고 발이 따뜻하면 무병장수(無病長壽)한다"라고 많은 사람들에게 홍보한 결과, 큰 효과가 많은 사람들에게 실증되어 현재는 일본, 중국에는 일반화되어 있으며, 미국을 비롯한 미주지역 및 유럽지역에서도 널리 애용되고 있으며 계속 파급되고 있다. 현대의학으로도 완치할 수 없는 많은 질병을 고친 사례가 대단히 많이 있으며, 일반적인 감기에서 중증의 병까지 완치의 효과를 보고 있다.

　니시 가즈조 선생의 발 담그는 방법은 비복근(무릎 아래)까지 담그는 각탕과 복사뼈 윗부분까지 담그는 족탕이 있는데, 무릎 부근까지 담그는 각탕을 했을 경우는 3일 정도 걷지 말아야 된다고 말하고 있다. 여기에서는 전혀 부작용이 없이 항상 애용할 수 있는 족탕에 관해서만 설명하고 있다. 병실 또는 가정에서 TV나 신문을 보거나 독서 등을 하면서 또는 학생의 경우는 공부를 하면서 족탕을 할 수 있으며, 경제적인 부담도 전혀 없고 또한 부작용도 전혀 없으므로 지금은 건강한 사람도 스트레스 해소용으로 긴장과 피로를 풀기 위해서 애용하고 있다.

　족탕을 2-3회 사용해보면 그 효과를 금방 느낄 수 있다. 무엇보다도 혈액순환이 잘 되는 것이 건강유지에 제일 중요한 부분이다. 족탕은 인체가 갖고 있는 자연치유력을 향상시키는 방법으로선 으뜸인 셈이다.

　또한 족탕을 하면 심신의 피로와 긴장이 풀려 편안하기 때문에 두 발을 족탕기에 넣는 순간부터 시간이 흐르는 것도 대부분의 애용자들이 감지하지 못한다. 그 이유는 원활한 혈액순환으로 모든 잡념과 피로가 말끔히 없어지고 긴장이 풀려 얼마나 시간이 지났는지 모르게 되기 때문이다. 그러므로 주의할 점은 족탕 소요시간인데 20분 정도가 제일 적당한 시간이며, 30분 이상이 경과하면 효과가 반감된다. 족탕은 시간엄수가 중요하므로 가능하면 타이머가 부착된 족탕기를 선택하는 것이 바람직하다.

　족탕으로 피로를 풀고 공부를 할 경우는 족탕 후 즉시 발을 찬물에 2분 정도 담그면 머리가 새롭게 맑아지게 되므로 정신을 집중하여 공부를 할 수 있다. 족탕기는 가정의 필수품으로 온 가족 건강의 파수꾼 역할을 할 것이다.

■ 압봉(壓棒, Press - Stick)

　시술 부위를 눌러주는 막대기로서 발 관리사, 지압사 등은 물론 혼자서 직접 시술하는 사람에게도 필수적인 도구이다. 손으로 눌러서 시술하는 경우는 엄지의 부위가 너무 넓어서 시술시 밀집된 반사구에 정확성이 없으며, 또한 손만으로 10분 정도 시술하면 손에 통증이 발생하고 온몸에 힘이 쭉 빠진다. 건강을 위한 시술을 하다가 오히려 건강을 해칠 수도 있다. 또한 손으로 시술하면 손톱으로 상처를 입힐 수도 있다.

시중에 널리 퍼져있는 지압봉들 중에서 시술하기 좋고 힘이 전혀 안 들며 시술시에 힘의 강약을 자유롭게 할 수 있는 압봉을 선택하기 바란다.

■ 추봉(推棒, Push - Stick)

시술 부위를 밀어주는 끝부분이 일자형의 막대기로서, 주로 발의 딱딱한 노폐물을 분쇄하거나 배출시킬 때, 또는 넓은 부위(비복근 등)의 경직된 근육을 풀어줄 때 사용한다. 역시 힘이 안 들고, 밀어줄 때 힘의 강약을 조절할 수 있는 것으로 선택해야 한다.

발 관리 용어

■ 복와위
복부를 지면에 대고 편안히 엎드려 누운 상태.

■ 앙와위
복부를 위로 향하고 반드시 누운 상태.

■ 족배부
발등 부위로서 모세혈관망 집중 부위.

■ 족저부
발바닥이며 전신의 내장이 모여 있는 반사구.

■ **정중선**

발바닥의 두번째와 세번째 발가락 사이와 발뒤꿈치 중앙을 잇는 선이며 신장, 부신, 생식선이 있다.

■ **내선**

소화기계통(위, 췌장, 12지장)의 선이며, 엄지발가락 중심과 발뒤꿈치의 외곽 내측선을 잇는 선이다.

■ **외선**

순환기계통(심장, 비장)의 선이며, 다섯번째와 네번째 발가락 사이와 발뒤꿈치의 외곽 외측선을 잇는 선이다.

■ **내측선**

발의 모지 측부에서 발뒤꿈치 측부까지를 잇는 선이며, 척추(경추, 흉추, 요추) 반사구가 있다.

■ **외측선**

다섯번째 발가락 측부에서 발뒤꿈치 측부를 잇는 선으로서 어깨, 팔관절, 무릎관절의 반사구가 있다.

■ **저굴**

밑으로 구부려 주는 것을 말한다.

■ **배굴**

위로 제쳐지게 구부려 주는 것을 말한다.

■ **신전**

피부를 늘리듯이 힘을 가하면서 문질러 주는 것을 말한다.

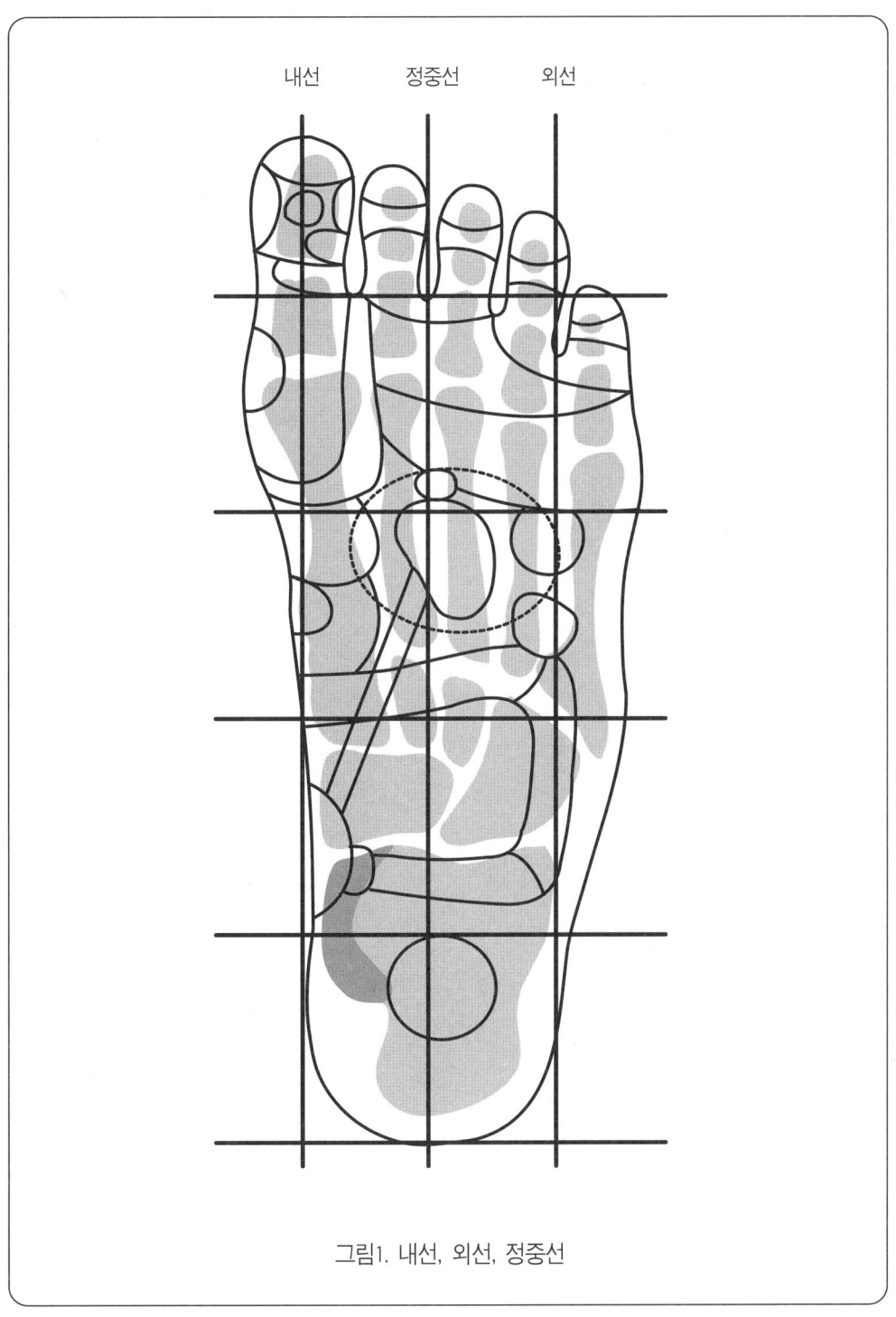

그림1. 내선, 외선, 정중선

발 관리사의 준수 사항

관리사 자신이 건강치 못하거나 심신이 불안정한 상태에서 시술하면 절대 안 된다. 어떤 수혜자이건 나의 사랑하는 가족이라 생각하고 시술해야만 효과가 큰 것이다. 왜냐하면 발 관리는 상대방의 피부와 접촉하는 시술이므로 인간의 육감으로 관리사의 손길에서 성의를 다해서 정성껏 시술하는지를 감지할 수 있기 때문이다.

시술자와 수혜자가 한마음이 될 때 좋은 결과가 나오게 되는 것이 자연의 섭리이다. 또한 시술자는 단정한 복장과 자연스러운 화장 및 손톱은 바짝 깎아서(시술중 상처가 생길 수도 있음) 깔끔한 모습을 하여 수혜자로 하여금 깨끗한 인상을 주는 것도 중요한 부분이다.

수혜자의 안심과 믿음으로 시술효과가 상승되는 것이다.

■준수사항 및 주의사항

- 먼저 수혜자가 지친 상태이거나, 여러 가지 이유로 열이 나거나 또는 취중인 상태는 시술할 수 없다.
- 고혈압, 당뇨환자 및 중증 환자의 경우는 시술중에 안색을 잘 살펴서 만약에 안색이 변할 경우는 일시 중단한다.
- 노인과 어린이, 임산부 등의 경우는 가볍게 시작하여 통증 여부를 자주 질문하면서 시술한다.
- 시술 전에 반드시 수혜자의 긴장을 풀어주어 편안한 상태가 된 후에 시술해야만 된다.
- 시술하는 주위가 시끄럽거나 산만하지 않도록 하고, 족탕시간을 엄수한다.
- 시술시에 뼈를 누르면 안 되며, 한군데 반사구를 누르는 시간은 5초 이상으로 가능한한 정확한 반사구에 누른다.
- 시술 후에 피부에 멍이 든 경우는 뜨거운 물에 소금을 약간 넣고 발을 담그면 멍이 사라진다.

- 통증 때문에 시술을 중단하면 효과가 없으며, 통증을 참고 꾸준히 관리하면 서서히 통증(질환)도 없어진다는 것을 수혜자가 이해할 수 있도록 설명을 해주어야 한다.
- 처음 누를 때에는 가볍고 부드럽게 천천히 누른 다음 수혜자에게 약간의 통증이 있을 것이라고 설명하고, 서서히 강한 압력으로 2.5초 간 누른 다음 천천히 압력을 줄이면서 부드럽게 마감한다.

제 3 장
족탕 발 관리 실기

족탕의 효과

문명의 발달과 역행하는 것은 병이 아닌가 싶다. 새로운 병원은 개설되고 의사는 매년 수없이 배출되는데 외래 진찰을 받기 위해 병원엘 가면 발 디딜 틈 없이 북적대는 인파 속에서 미리 예약을 해야 되고 특진을 하는 등 정말 복잡하다. 없었던 병도 새로 생길 것 같다.

오늘을 사는 남녀노소 모두가 체력이 약해져 있고, 듣지도 보지도 못한 알 수 없는 기이한 병이 점점 늘어나고 있는 오늘의 현실.

<u>많은 동의학자들은 "모든 병은 냉증에서 온다"라고 단정한다. 물론 현대의학자들도 암세포 및 각종 병원균은 고열에서 죽는다고 말하고 있다. 즉 냉증이 모든 질병의 원인 제공이라는 뜻이다.</u> 현대생활을 하면서 남녀노소는 구별 없이 각종 스트레스 속에서 생활하므로 당연히 혈액순환이 고르지 못하여 냉증

을 유발하게 되는 것이다. 다행히 족탕법이 보급되어 우리 체내에 악영향을 끼치고 있는 불필요한 유해물질, 노폐물을 체외로 배설시켜 줌으로써 혈액순환이 순조롭게 되어, 인체의 자연 치유력으로 각종 질환에서 벗어나게 하고 심지어 현대의학에서도 포기한 질병도 물러가게 한 사례가 대단히 많다.

족탕법이란 목욕과는 전혀 다른 차원의 건강법이다. 목욕은 뜨거운 물에 전신을 담그지만, 족탕은 전신 모세혈관의 60%가 발등에 모여 있고 또한 혈액순환 장해 주범인 노폐물이 쌓여 있는 발을 뜨거운 물에 담그어 냉증을 없애고 혈액순환을 순조롭게 하는 방법이다. 일종의 파스칼의 원리도 적용되는 것이다.

족탕은 일반적으로 20분 정도 경과하면 이마와 겨드랑이에서 땀이 발생하며 스트레스가 해소되고 긴장과 피로가 풀려서 졸음이 온다. 본인 스스로 혈액순환이 잘 되는 것을 느끼며 기분이 좋고 몸이 가벼워진 느낌을 갖게 된다.

누구에게나 건강을 주며 특히 청소년에게는 인내심과 맑은 정신을 주는 간편한 족탕법을 생활화해야 한다. 족탕법으로 삶을 되찾은 경우를 비롯하여 온갖 질병의 고통에서 벗어난 경우는 너무나 많아서 기록조차 할 수 없다.

어려운 방법이 아니므로 전문 족탕기가 없으면 세숫대야를 이용해서 당장 실행을 해보면 스스로 깨달을 것이다.

족탕 방법

주위의 온도가 차갑지 않게 한 후 먼저 긴장을 풀고 편안한 마음으로 가능한한 약간 두꺼운 옷을 입어서 체온을 보온할 수 있도록 한다.

■ 족탕기에 물의 높이 표시점까지 뜨거운 물을 붓고서 발을 담그어 못 견딜 정도로 뜨거우면 찬물로 조절한다.

일반적으로 42도 정도가 알맞지만 사람에 따라서 체감온도가 다르다. 어떤 사람은 40도 미만에서도 뜨겁게 느껴져 발을 담그지 못하는 사람도 있다. 그러나 자주 실행하면 45도에서도 할 수가 있다. 온도가 중요한 것이 아니고 자신의 감각온도가 중요한 것이다. 족탕기에 히터가 내장되어 있지만 찬물을 뜨겁게 하려면 오랜 시간이 소요되고, 온도센서에 맞추어 뜨겁게 되었다 해도 사람의 체감온도는 시시때대로 변하므로 적당한 온도 맞추기가 까다롭기 때문에 대부분의 족탕기에 내장된 히터는 보온역할만 하게 되어 있다. <u>간단히 뜨거울 물을 부어서 체감온도를 찬물로 조절하는 것이 가장 손쉬운 방법이다.</u>

■약간 뜨거울 정도의 체감온도로 맞춘 후 발을 담근다.

욕제사용은 필수조건은 아니지만 보온효과가 있고 족탕물이 부드러워진다. <u>소금 및 기타 물질은 족탕기에 넣지 말고, 빠른 발열을 요할 경우에만 생강 1개를 3-4쪽으로 썰어서 가제 주머니에 넣어서 탕에 넣을 수도 있다.</u>

주의할 점은 일반적으로 고혈압, 당뇨병, 심장병, 알레르기성 체질 및 노약자는 30회 정도 족탕으로 익숙해진 상태에서 실행하는 것이 바람직하다. 그 이유는 갑작스런 혈관수축현상으로 인하여 심장에 부담을 주기 때문이다.

■족탕기에서 발을 꺼내어 알미늄 호일로 감싸주고, 타올로 감싸주어 발의 체온이 내려가지 않도록 한다.

알미늄 호일을 발에 감싸는 것은 혈액순환에 좋은 방법으로서, 인체와 알미늄 사이에 상호 전극작용에 의해서 혈액순환을 촉진시키는 큰 역할과 장시간 보온을 유지시켜 주는 효과가 있다. 10분 정도가 가장 효과적이다. (일반적인 방법은 발에 타올만 감싸주고, 누워서 10분간 휴식하는 것이 보편적인 방법이다.)

■족탕을 하고 곧 외출을 할 경우와 공부하는 청소년의 경우

족탕을 하고 발을 꺼낸 즉시 찬물에 2분 정도 담근 후에 5분 정도 휴식을 취한다. 공부를 할 경우 정신이 맑아지고 기분이 상쾌해져 피로감 없이 열중할 수 있다.

■족탕요법은 매일 1회씩 실행하면 대단히 효과가 좋다

매일 실행하기가 어려운 상황이라면 처음 1개월간은 가능하면 매일 실행하고, 1개월이 지난 후에는 3일에 한번씩 실행해도 일반적으로 활기찬 생활을 할 수 있다.

주의 사항

■20분의 족탕시간을 엄수할 것
- 너무 배고픈 상태 혹은 식후 30분 전에는 하지 말 것
- 화가 났거나 긴장상태 등으로 혈압이 올라갔을 때는 안정을 취한 후 해야 하며 취중이거나 너무 피로한 상태에서 하면 좋지 않다.
- 족탕 소요시간 20분이 못 되어 땀이 나면 중단할 것(땀이 흐를 정도로 나면 오히려 안 좋으며, 겨드랑이에 땀이 살짝 밸 정도가 제일 적당한 족탕법이다).
- 족탕 후 잠자리에 들기 전까지는 가능한 발을 보온해 주어 혈액순환 촉진 작용을 오랫동안 유지시켜 준다.
- 족탕중에 간식을 먹거나 술을 마시거나 혹은 흡연을 해서는 절대 안 되며 가능한 한 명상을 하거나 조용한 음악을 듣는 것이 혈액순환에 도움을 준다.
- 특히 중요한 사항은 족탕중 혹은 족탕 후에는 반드시 뜨거운 물 200cc 이상 마셔야 한다.

제 4 장
표준 발 관리 실기

　발관리는 동양의학의 일부분으로서, 자연의 섭리는 오행의 조건에 의해서 이루어졌듯이 인체 역시 자연의 일부분으로 한 부위의 질환은 전신으로 파급된다는 개념은 동양의학의 기본이며, 자연의 이치이다. 우리는 종종 합병증이란 말을 들었을 것이다. 그것은 현대의학에서 만든 말이지만, 합병증이란 자연철학에서 말하는 오행의 이치인 것이다.
　예를 들어, 흔한 두통의 경우, 그 원인은 소화계통, 순환계통, 비뇨 생식계통 등등 수많은 장기의 질환으로 인하여 두통이 발생하는 것이다. 많은 사람들은 무엇 때문에 두통이 발생했는지도 모르고 일상적으로 간단하게 두통약만 구입하여 먹는다. 약을 먹어서 두통이 멈추는 것은 일시적일 뿐이며, 근본적인 원인을 해소시키지 못하였기 때문에 두통이 재발되거나 생각지도 못한 큰 병으로 발전되는 것이다.
　또한 두통약을 먹으면 그 약 성분은 전신의 장기로 퍼지게 되는 것은 당연한 것이다. 그로 인하여 각 장기는 불필요한 약 성분을 섭취하게 되어 좋지 않은 영향을 받게 되는 것이다. 거듭된 약 복용으로 인한 영향은 장기의 장해 요소가 되어 결국은 질병으로 발전될 수 있는 것이다.

"약 독소도 전신으로, 모든 질환도 전신으로 퍼진다."

다시 한번 강조하는 사항으로 무엇보다 중요한 것은 한 부분의 기능장해일 경우에 그 장기에 해당하는 반사구만 누르면 장해가 해소 된다는 생각은 잘못이다. 인체는 하나의 유기체로서 한 부분의 질환은 전신의 질환이라는 것을 잊어서는 안 된다.

예를 들어 소화계 장해는 비뇨, 생식계장해로 되고, 다음은 순환계 장해를 거쳐서 호흡계 장해 등 전신으로 파급되는 것이다. 그러므로 발관리는 전신의 반사구를 관리하여 근본적인 장해요인을 제거하는 것이 기본원칙이며, 올바른 발관리이다.

표준 발관리는 기능위주 발관리로서, 질환이 있거나, 없는 건강한 사람이라도 자연의 섭리와 전승의학의 기본뜻을 따라 전신의 모든 장기를 자극하여 생체에너지 활동을 활성화시켜서 인체가 갖고 있는 자연 치유력이 제기능을 발휘함으로써 인체 스스로 건강을 지킬 수 있는 능력을 강화시키는 관리가 표준 발관리이다.

표준 발관리는 부드럽지가 못하고, 시술시 통증이 생기고, 시술 후에도 피부에 멍이 생길 수가 있다. 그러나 표준 발관리는 기능위주 관리방식으로서 질병 퇴치와 자연 치유력 향상이 우선적이므로 처음 받는 수혜자일 경우는 거부감을 느끼는 경우도 있으나 익숙해지면 상당한 효과를 스스로 알 수 있고 기분도 거듭될수록 좋아지는 발관리 방식이다.

또한 동의학의 기본인 두 발(발가락에서 무릎 주변까지)에 분포된 134개의 경혈(침, 뜸, 부항 놓는 부위)을 중심으로 발관리를 하되, 신경반사구도 포함하여 관리하는 방식으로, 처음 배울 때 약간 복잡한 감을 갖게 되지만, 몇 회 반복 실습하면 쉽게 느껴질 것이다.

또한 한번 습득하면 자전거 타는 것과 마찬가지로 시간이 흐른 후에도 잊혀

지지가 않는다. 중단하지 말고 꾸준히 연습하여 건강의 파수꾼, 훌륭한 발관리사가 되길 바란다. 습득하여 실행하면 대부분의 기능장애는 빠른 시간에 해소되며, 또한 각 장기는 자연 치유력이 향상되어 건강한 신체로 의욕적인 삶을 살아갈 수 있을 것이다.

전문적인 발관리사를 위하여 시술자가 수혜자를 시술하는 실기설명이지만 그러나 가정에서 혼자서도 압봉과 추봉을 적절히 이용하여 얼마든지 쉽고, 빠르게 습득하여 자신의 기능장애를 해소시킬 수도 있고, 다른 사람에게 올바른 발관리로 건강을 찾게해 줄 수 있도록 알기 쉽게 상세히 설명하였다.

실기과정은 족탕기 사용, 복와위 반사구, 앙와위 반사구 과정으로 구성되어 있다.

족탕기 사용

발관리의 첫 번째 순서로서 족탕을 하면 노폐물을 배출하는 효과 및 쉽게 배출이 되도록 딱딱한 노폐물을 연질로 만드는 효과가 있으며, 혈액순환기능을 활발하게 해주며, 피로와 긴장을 풀어주고, 경직된 근육을 풀어줌으로써 반사구 반응도를 한층 높여주는 큰 역할을 한다.

복와위, 앙와위 반사구

먼저 뼈 및 근육에 붙어 있거나 딱딱한 덩어리로 된 노폐물을 배출하기 쉽도록 잘게 분쇄하고 연질로 만들어 주기 위하여 무릎부터 발가락까지 압봉을 사용하여 문질러준 다음 손바닥과 추봉으로 노폐물을 밀어내어 배출시킨다. 그런 뒤 전신의 신경반사구와 경혈반사구를 자극시켜 자연 치유력(항상성)의 기능을 회복 또는 강화시킨다.

족탕 실기

족탕을 하면 딱딱한 노폐물이 연질이 되어 배출이 용이하게 되며, 모세혈관 작용이 활발해져 혈액순환이 원활해지며, 또한 내장을 비롯한 전신에 온기가 퍼져 반사구 반응효과가 몇배 상승되는 것이다.

- 족탕만으로 발관리를 하면 20분 정도가 알맞지만, 족탕 후에 압봉 또는 손으로 반사구 관리를 받을 경우는 15분 내외가 알맞다.
- 족탕에 발을 담근 즉시 뜨거운 물 200cc 이상 마셔야 되는 것은 필수조건이다.
- 족탕하는 도중에 발이 차갑게 느껴질 때는 뜨거운 물을 부으면서 알맞게 조절한다(처음 발을 담글 때의 온도가 계속 보온 유지되어 일정한 온도이지만 그러나 시간이 지나면서 체감온도가 변하므로 차갑게 느껴지는 것이다).
- 족탕중에 가능한 한 말을 삼가고, 몸을 움직이는 것도 되도록 하지 말며, 긴장을 풀면서 두 손을 무릎 위에 얹어 놓거나 또는 단전(배꼽 아래)에 놓고 명상에 잠기거나 부드러운 음악을 듣는 것이 효과적이다.
- 족탕이 끝난 후에 가능한 한 걷지 말고, 발의 보온을 유지하기 위하여 타올로 발을 감싸고, 최소한 5분 이상 편안히 휴식한 후에 다음 발관리 단계로 들어가야 한다.

"상기 이외의 주의사항 등은 제3장 족탕 발관리를 참조"

복와위 실기

수혜자가 엎드린 상태에서 발바닥과 무릎 위 10cm까지를 관리하는 것을 복와위 관리라 한다.

- 경직된 근육을 풀어주고, 혈액순환 촉진을 위하여 발 전체를 문질러 주고 비벼준 다음에 노폐물을 배출시키는 신장과 방광 반사구를 눌러준다.
- 혼자서 시술할 때에는 우측발의 체온을 유지시키기 위하여 알미늄 호일로 감싸준다.
- 발에 쌓여 있는 딱딱한 노폐물을 잘게 부수거나 연질로 만들어서 쉽게 배출될 수 있도록 한다.
- 노폐물을 무릎에서 발목, 발바닥, 발가락 순서로 강하게 밀어올려 반사반응 효과를 한층 높여준다.
- 노폐물을 밀어낸 후에 반사구를 눌러야만 정확하고 확실한 반사반응 효과가 나타난다. 반사구는 특별한 경우가 아니면 한 번이상 누르지 말아야 한다. 여러 번 누르면 오히려 효과가 반감된다. 특별한 경우는 노폐물을 배출하는 신장과 방광 및 현재 장기에 이상이 있는 경우 혹은 몸의 일부분에 통증이 있는 경우에는 그 해당 부위의 반사구를 먼저 한번씩 누른 후에 표준 발관리 순서로 들어간다.
- 기능 향상을 위한 반사구 누르는 순서는 먼저 비뇨계통인 신장과 방광을 누른다. 노폐물 분쇄 전에 한번 눌렀지만 다시 눌러 주는 것이다(참고: 신장위의 부신은 별도로 누르지 않아도 관계없다).
- 다음은 호흡계 및 혈액 순환계통인 폐, 심장, 비장을 누른다(심장에 심한 자극은 해롭기 때문에 심장은 가볍게 눌러준다). 우측 발을 동시에 시술할 경우는 심장, 비장 대신에 간, 담을 누른다.
- 소화계통인 위, 췌장, 십이지장, 소장, 대장을 누른다. 소장과 대장의 반사구를 누를 때에는 골을 파듯이 길게 누르면서 밀어 주어야 반사반응이 전달된다.

- 발뒤꿈치의 생식선을 누른 다음에 복사뼈 주위에 있는 생식기를 누른다.
- 반사반응이 신경반사와는 비교할 수 없을 정도로 효과가 좋은 경혈점을 누른다. 먼저 신장의 경혈인 용천, 태계, 음곡을 누르고, 방광경의 경혈인 위중, 곤륜, 지음의 순서로 누른다.

※참고
용천을 누를 때에 신장 위의 부신도 함께 눌리기 때문에 부신을 별도로 누르지 않는다. 복와위의 실제적인 관리는 끝난 것으로서 좌측발을 타올로 감싸주고, 우측발 발관리로 들어간다.

- 우측 발까지 모두 끝났으면, 양발 전체를 문질러 주고 비벼준다음에 T자 교정으로 마감하고, 앙와위 발관리 단계로 들어간다.

보온단계

❶ 발 전체를 타올로 감싸고 주물러 준다.

❷ 신장을 누른 다음 방광을 누른다.

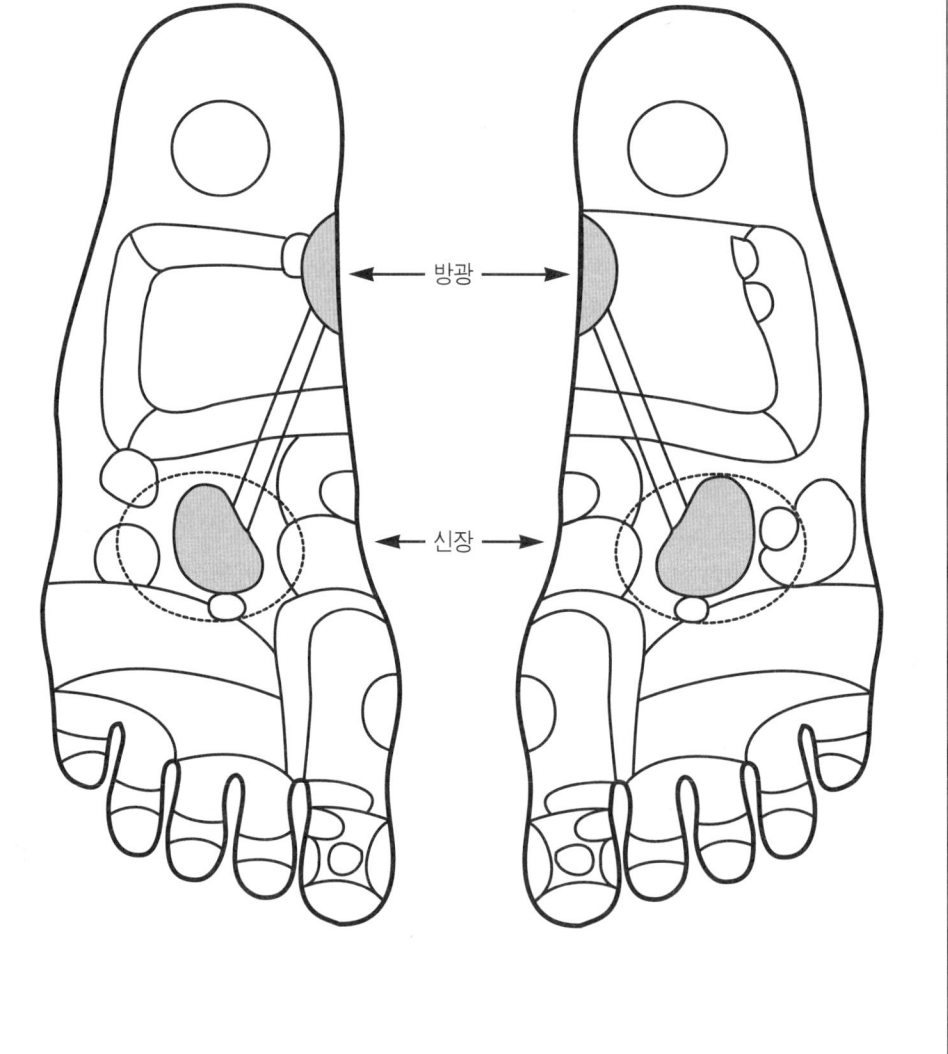

❸ 우측발은 알미늄호일로 감싸준다.

■ 보온단계(발 전체)

❶ 발을 타올로 감싸고 좌측 발부터 무릎위 10cm에서 발가락까지 빨래 짜듯이 주물러 주고 비벼준다.

※참고
발관리는 항상 좌측 발부터 관리하는 것을 원칙으로 하며, 시술자가 2명일 경우에는
좌, 우측 발을 동시에 관리한다.

❷ 발바닥의 신장과 방광 반사구를 10초 정도씩 눌러준다.
❸ <u>혼자 시술할 경우는 우측 발에 신장, 방광 반사구를 누른 다음 손바닥으로 열이 발생할 정도로 골고루 비벼준 후에 알미늄 호일로 무릎위 10cm까지 감싸준다.</u>

기능

- 타올로 감싸 문질러 주고 비벼주는 것은 혈액순환을 촉진시켜 주는 효과와 경직된 근육을 풀어주고 또한 긴장을 풀어주는 효과가 있다.
- 신장과 방광 반사구를 첫 번째 눌러주는 이유는 발에 쌓여 있는 노폐물을 배출하는 출구가 신장과 방광이므로 먼저 신장, 방광의 기능을 높여주어 노폐물을 용이하게 배출시키기 위함이다.
- 시술자가 2명일 경우에는 좌, 우측 발을 동시에 관리하므로 알미늄 호일이 불필요하지만, 혼자서 시술할 경우에 우측 발을 냉하게 방치하면 좌, 우의 체온이 일정치 않아서 장기에 악영향을 주게 된다. 인체와 알미늄 호일 사이에 전극작용에 의해서 열이 발생하게 되어 보온 및 혈액순환 촉진효과가 있는 것이다.

노폐물 분쇄 단계: 발 상부

❶ 크림을 골고루 바르면서 비벼준다.

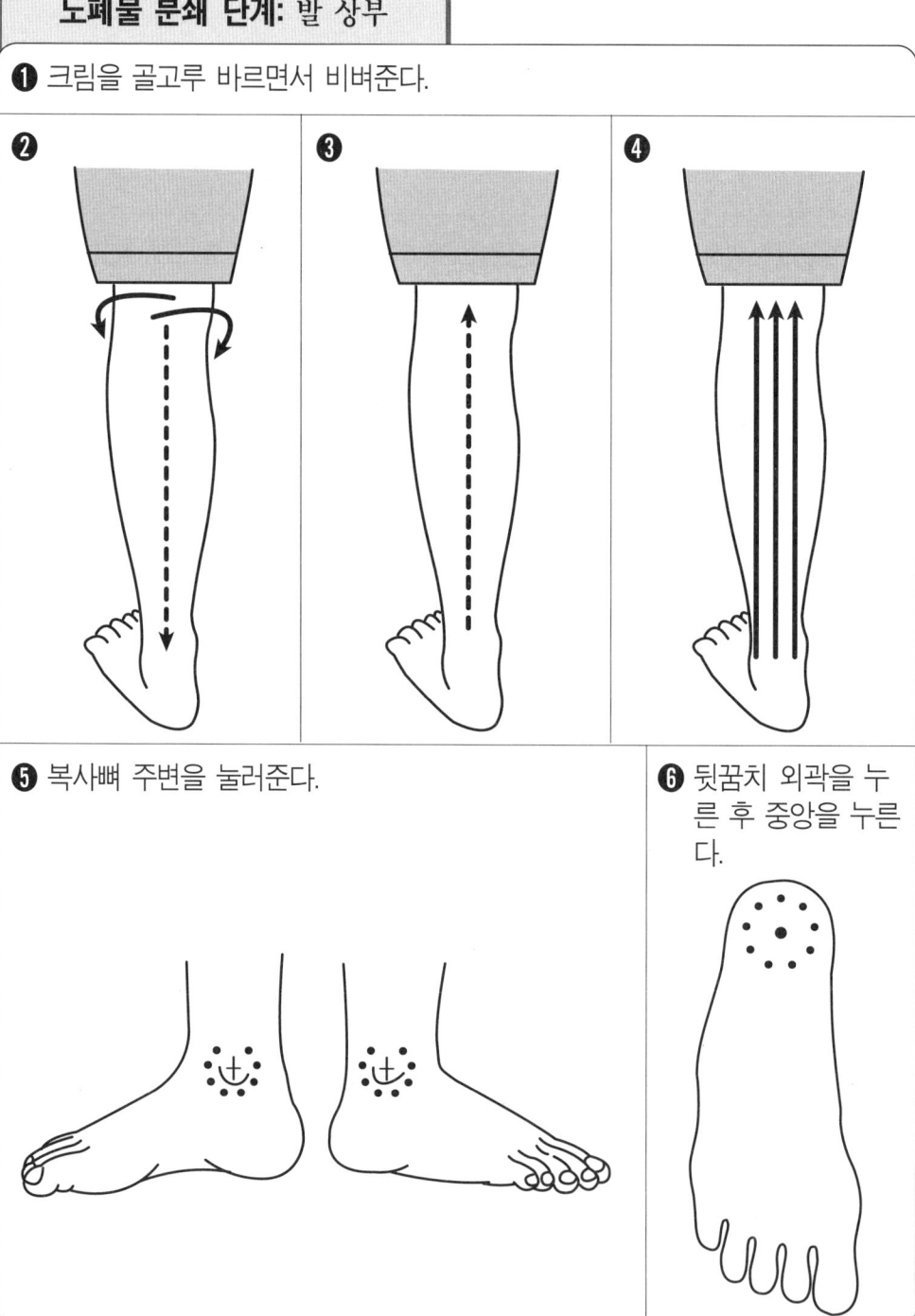

❷

❸

❹

❺ 복사뼈 주변을 눌러준다.

❻ 뒷꿈치 외곽을 누른 후 중앙을 누른다.

■ 노폐물 분쇄단계

발 상부(비복근)

❶ 좌측 발 전체에 크림을 골고루 바르면서 두손을 이용하여 2분 정도 비벼주고 문질러 준다.
❷ 위에서부터 양 손바닥을 이용하여 횡으로 비복근을 신전(늘려준다)시키듯이 누르면서 족관절까지 내려온다.
❸ 족관절에서부터 양손으로 사과 쪼개듯이 무릎방향으로 올라간다.
❹ 족관절에서 슬허까지 고랑을 파듯이 압봉으로 민다.
❺ 양 복사뼈 주위를 촘촘히 압봉으로 눌러 준다.
❻ 뒤꿈치를 강한 압으로 외곽을 골고루 눌러준 다음 중앙을 힘껏 눌러준다.

기능

- 크림을 바르는 것은 눌러주고 비벼주는 과정에서 피부손상을 방지하고 열 에너지가 밖으로 방출되는 것을 막아주는 효과가 있다.
- 경직된 근육을 풀어줌으로써 열을 발생시켜 혈액 촉진 및 정맥에 붙어있거나 정체된 불순물이 밖으로 배출되는 것을 용이하도록 만드는 작용을 한다.
- 노폐물은 대부분 관절 부위에 쌓여 있으므로 아킬레스건 주변과 복사뼈 주위를 눌러줌으로써 딱딱한 노폐물을 잘게 부수는 효과와 연질로 만들어 쉽게 배출시키는 작용을 한다.
- 뒤꿈치의 각질과 갈라진 것을 제거해 주어 생식기능을 원활하게 해주는 작용을 한다.

노폐물 분쇄단계: 발 저부

❶ 정중선

❷ 내선

❸ 외선

❹ 소장, 대장

❺ 폐, 갑상선

❻❼ 발가락, 측선

발 저부(발바닥)

❶ 정중선(용천, 부신, 신장, 소장)을 압봉으로 뒤꿈치까지 밀어 준다.
❷ 내선(위, 췌장, 십이지장)을 압봉으로 골을 파듯이 밀어 준다.
❸ 외선(심장, 비장, 우측 발은 간)을 압봉으로 밀어 준다.
❹ 소장 대장 부위를 압봉으로 누르면서 스프링식으로 회전시킨다.
❺ 폐와 갑상선 부위를 추봉으로 강하게 누르면서 골을 파듯이 밀어 준다.
❻ 모든 발가락을 골고루 누르면서 밀어 준다.
❼ 내측선(경추, 흉추, 요추, 선골)과 외측선(어깨관절, 팔꿈치관절, 무릎관절)을 압봉 혹은 추봉의 측면으로 긁듯이 밀어 준다.

기능

발의 노폐물은 처음부터 밀어 올린다고 배출될 수가 없는 것이다. 먼저 배출구인 신장과 방광의 기능을 높여 놓은 다음에 딱딱한 노폐물을 잘게 부수고, 구석구석에 달라붙은 노폐물을 떼어놓아야 쉽게 배출할 수 있는 것이다. 노폐물 분쇄 순서는 비복근에서 족관절을 거쳐서 발바닥 및 발가락 순서로 분쇄해야 한다.

두번째 기능은 각 장기에 가벼운 자극을 줌으로써 노폐물 배출하는 것을 알려주어 각 장기가 대비할 여유를 주는 효과도 있다.

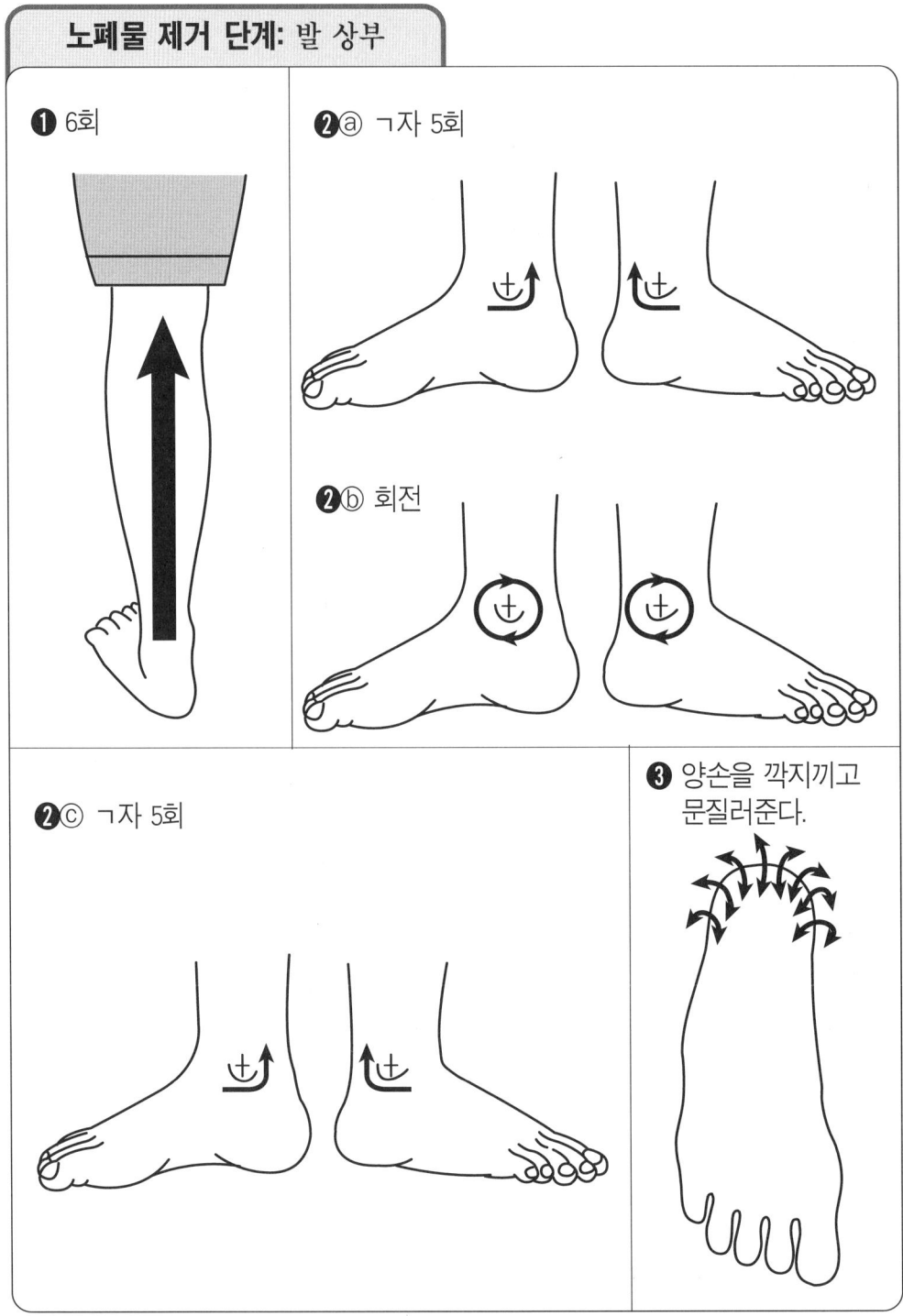

■ 노폐물 제거 단계

　노폐물을 제거하지 않고 반사구를 눌러서 장기의 기능을 촉진하는 것은 올바른 효과를 기대하기 어렵다. 노폐물이 있는 반사구는 아무리 눌러도 장기에 반사반응이 전달될 수 없기 때문이다.

발의 상부

❶ 한 손으로는 발목(아킬레스건 부위)을 잡고 다른 한 손으로 비복근을 누르면서 천천히 밀어 올린 다음, 손을 바꿔서 밀어 올린다. 양손 합쳐서 6회 실시한다. <u>이 방법은 발관리 중간 중간에 가끔 실시한다. 발이 냉해지면 혈액순환이 제대로 안되기 때문에 반사반응 효과가 감소되므로 항상 적절한 체온을 유지시켜야 한다.</u>

❷ 좌, 우 복사뼈 하단부에서 아킬레스건 방향으로 ㄱ자 처럼 5회 밀어주다가 복사뼈 외곽을 양손으로 회전시키듯이 가볍게 누르면서 돌려준 다음 다시 ㄱ자처럼 누르면서 5회 정도 밀어 올린다.

❸ 양손가락을 깍지끼고 팔목을 굴절시켜서 발꿈치에서 열이 발생할 정도로 비벼주고 문질러 준다.

기능

- 근육과 정맥관에 있던 노폐물을 제거하는 기능으로 동시에 혈액순환이 활발하게 이루어지는 효과가 있다.
- 주로 관절 부위에 쌓여 있는 노폐물을 제거하는 효과와 복사뼈 하단에는 생식기 반사구가 있으므로 자궁, 전립선 등의 기능향상 효과가 있다.
- 발뒤꿈치의 각질제거와 난소, 고환의 기능이 향상된다.

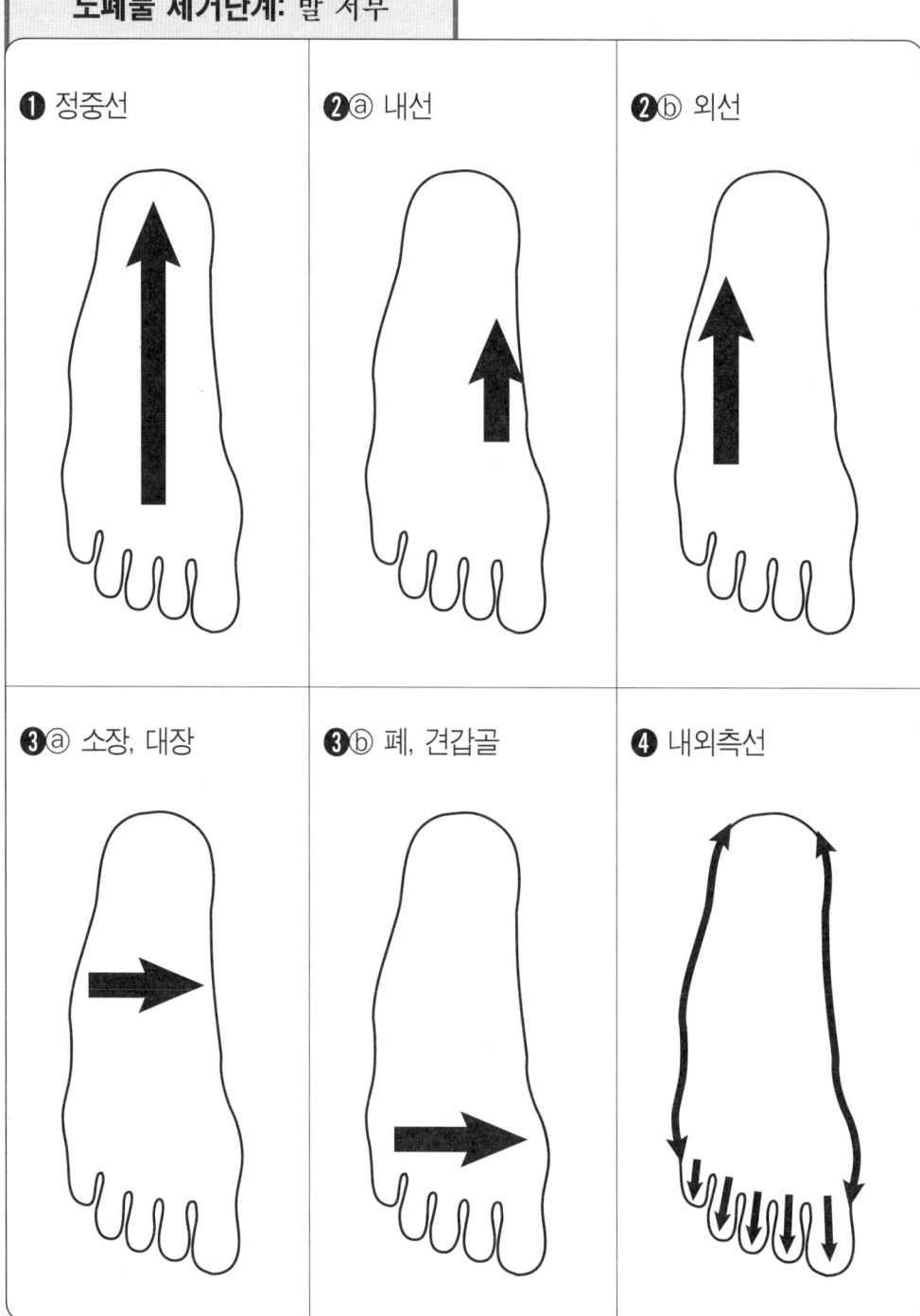

발 저부

노폐물을 밀어 주는 횟수는 5회를 원칙으로 정한다.

❶ 정중선(용천, 부신, 신장, 단전)을 추봉으로 넓게 천천히 밀어 준다.
❷ 내선(위, 췌장, 십이지장)을 추봉으로 천천히 밀어준 다음에 외선(위, 췌장, 십이지장)을 밀어 준다.
❸ 소장과 대장 부위를 외측에서 내측으로 밀어 준 다음 폐와 승모근 부위를 외측에서 내측으로 밀어 준다.
❹ 발가락을 지골쪽으로 추봉을 이용하여 밀어 준 다음 내측선과 외측선을 압봉 혹은 추봉의 옆부분으로 긁어줌으로써 복와위 노폐물 제거단계는 끝나는 것이다.

기능

- 정중선에 있는 노폐물을 제거함으로써 혈액순환촉진 효과와 동시에 용천, 부신, 신장의 기능향상에 도움을 주는 효과가 있다.
- 내외선에 있는 노폐물을 제거함과 동시에 폐와 심장, 비장의 기능이 향상되므로 호흡계와 순환계통이 원활해지며, 우측 발의 경우는 간과 담의 기능이 좋아진다. 내선의 소화계(위, 췌장, 십이지장)에 쌓여있던 노폐물이 제거됨으로써 소화계통의 기능이 촉진된다.
- 소화의 말단부분인 소장과 대장의 기능이 향상되고, 폐와 승모근 부위의 노폐물이 제거되어 호흡계의 기능이 한층 좋아지며, 또한 어깨결림, 목의 통증 등이 해소된다.
- 발의 끝부분인 발가락의 노폐물이 제거됨으로써 눈, 귀 등의 안면 부위의 기관이 좋아지는 효과가 있다. 내외측선의 노폐물이 제거됨으로써 척추 및 각 절의 기능 향상 효과가 있다.

비뇨계: 신장, 방광

신장을 누른후 수뇨관을 밀면서 방광까지 도달한 후 방광을 눌러 준다.

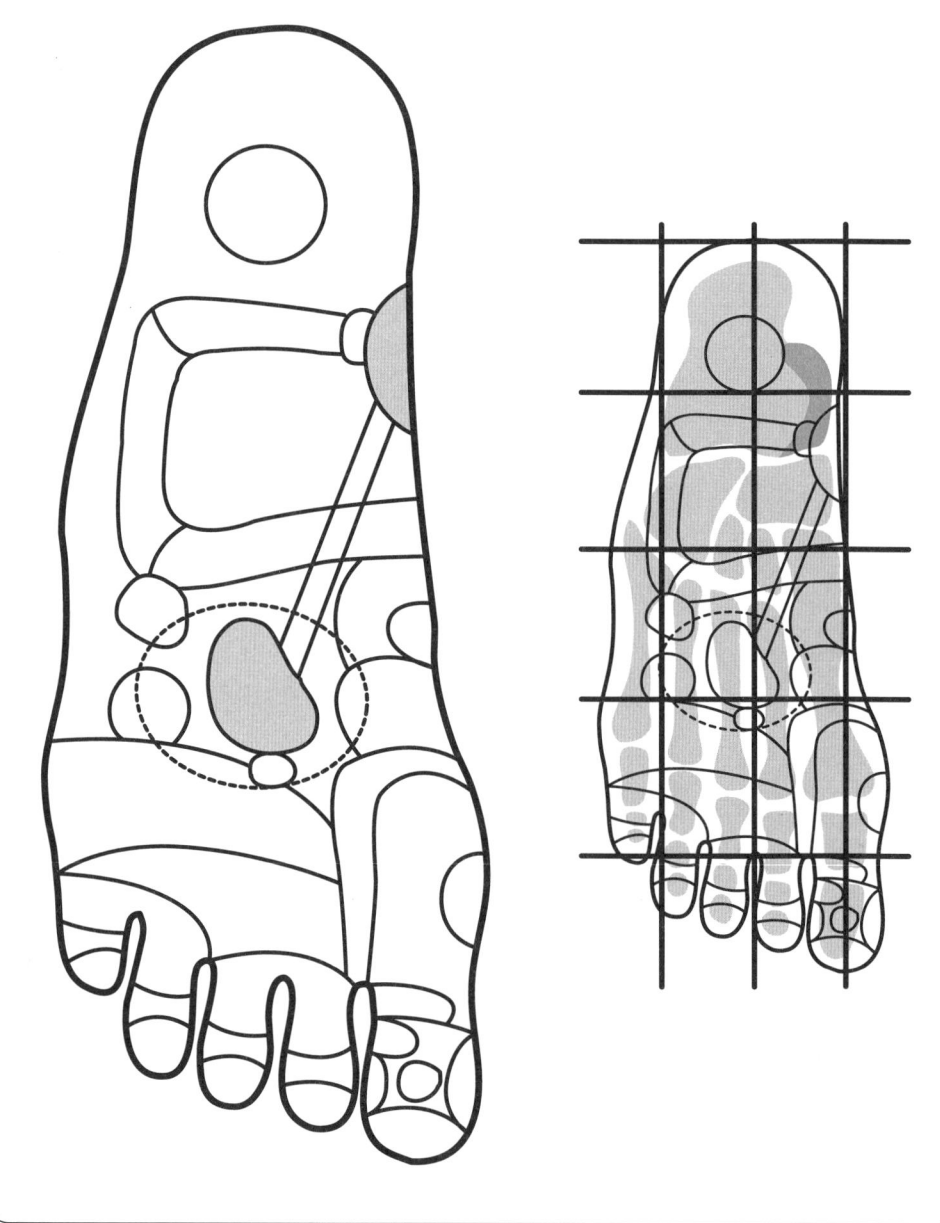

■ 반사구 반응 단계

비뇨계

• 신장

발관리에서 제일 먼저 눌러주는 부위가 신장으로, 발에 쌓인 침전물을 배출해야만 반사반응 효과가 나타나기 때문에 항상 먼저 신장 반사구를 눌러준 다음 발관리를 하는 것이다.

인체 내의 최고 배설기관으로서 늑골에 닿아 있으며, 암적색을 띤 콩모양이며, 무게는 보통 일반적으로 120g정도이다. 여과정치가 있어서 각종 노폐물을 걸러내고, 수분과 염분의 양을 조절하여 혈압에 영향을 준다.

흔한 질환으로 신장결석이 있는데 소변이 지나칠 정도로 농축되었을 경우에 생기는 것으로서 칼슘, 염분, 요산이 결합 농축 되어 하나의 결정체가 되는 것이다. 신장은 우신과 좌신이 있으며, 좌측 발바닥에는 좌신 우측 발바닥엔 우신의 반사구가 있다.

신장에 이상이 생기면
    무서움을 잘 타고, 가슴이 두근거리면서 잘 놀란다. 목구멍이 붓고, 다리에 기운이 없고 눕기를 좋아한다. 또한 무기력 증상 및 허리에 통증이 생기는 증상이 있다.

주적응증
    신장염, 신장결석, 신부전증, 부종, 요독증, 고혈압, 요통.

부적응증
    알레르기, 류마티스, 동맥경화, 생식기병, 심장병 등.

- **방광**

남자는 치골결합과 직장 사이에 있고, 여자는 치골결합과 자궁 사이에 자리잡고 있다. 신장에서 수뇨관을 거쳐 보내진 소변을 일시적으로 보관하였다가 방광이 팽창하면 2개의 밸브 중 1개의 밸브가 자동적으로 열리며 다른 1개의 밸브는 자기의사에 의해서 소변이 배출될 수 있게 열린다.

일반적으로 방광에서 요도로 배출하는 소변량은 1l 정도인데, 사람에 따라 다르며, 배설 회수는 여러 가지 요인으로 인해서 결정된다.

심한 스트레스를 받았을 경우—예를 들면 근심, 걱정, 두려움 등—혈압을 올라가게 하는 요인으로서 소변 생산이 촉진되며, 흥분 또는 화를 낼 경우는 방광에 소변이 가득 차지 않은 상태에서도 오줌이 자주 마려워지는 현상이 생긴다.

방광에 이상이 생기면
    뒷목이 경직되고, 허리에 통증 및 하복부에 통증이 생기며, 또 요도에도 통증이 나타나며, 피로하고 소변불통이 되고, 전신에 통증이 있고, 두통도 발생한다.

주적응증
    방광염, 방광경련, 유뇨증, 방광결석 등.

부적응증
    고혈압, 동맥경화, 신경통, 정신병, 생식기병 등.

호흡계 및 혈액 순화계

• 폐

좌, 우측 가슴에 자리잡고 있는 폐의 사이에 기관지가 있으며, 폐는 자체근육이 없기 때문에 호흡을 할 때마다 흉부근육이 늘어나고 줄어드는 펌프역할을 하여 수동적이라고 할 수 있다.

벌집처럼 다닥다닥 붙은 미세한 폐포 주머니로 구성되어 있으며, 폐의 색깔은 연분홍색이지만 오염된 공기흡입과 흡연 등으로 인해 검은 반점이 생겨나고 얼룩진 보기 흉한 암회색을 띠게 된다.

해로운 공기를 흡입하면 공기를 정화하는 섬모의 기능이 약화되어 제기능을 발휘 못함으로써 폐암으로 발전될 수도 있는 것이다. 폐는 인체에서 필요한 산소를 전신에 공급하고 불필요한 이산화탄소 등을 밖으로 배출하여 생명유지에 기본적인 역할을 담당하는 중요한 장기이다.

폐에 이상이 생기면

코가 막히거나 콧물이 흐르며, 가래가 생기고 기침이 나며, 가슴이 답답하거나 통증을 느끼고, 등과 어깨에 통증이 있으며 만사에 권태감이 생기고, 식은 땀, 원기가 부족해진다.

주적응증

폐렴, 감기, 기관지염, 천식, 폐결핵, 코, 인후 등

부적응증

어깨결림, 흉통, 대장질환, 원기부족 등.

호흡 및 순환계: 폐, 심장, 비장

폐 ➡ 심장 ➡ 비장을 누른다.

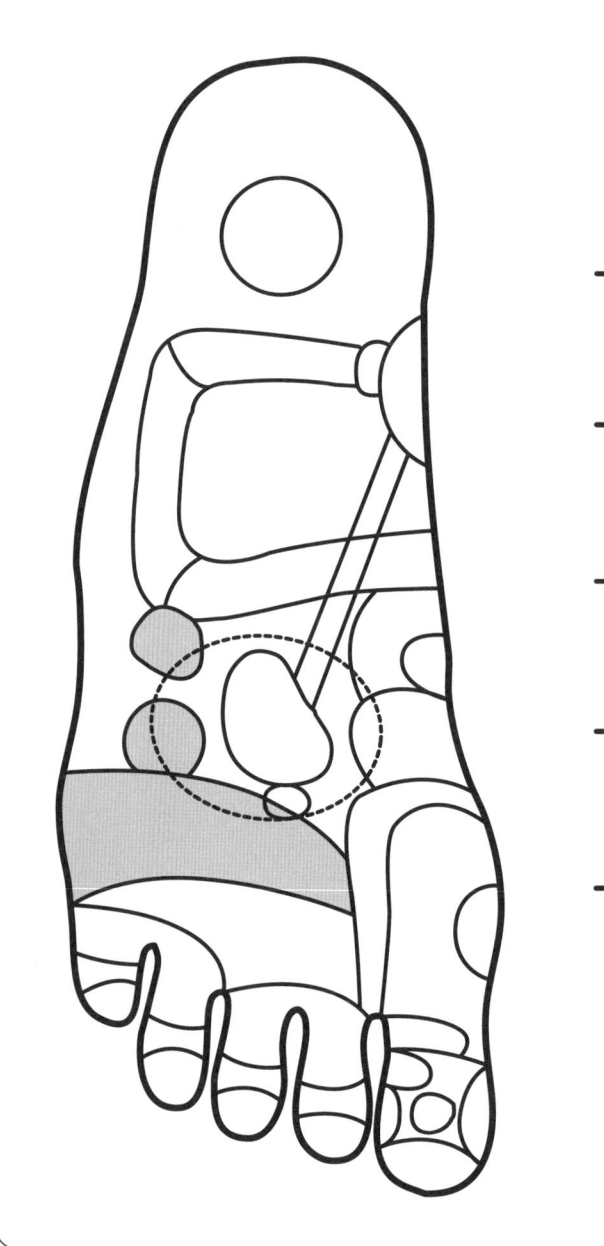
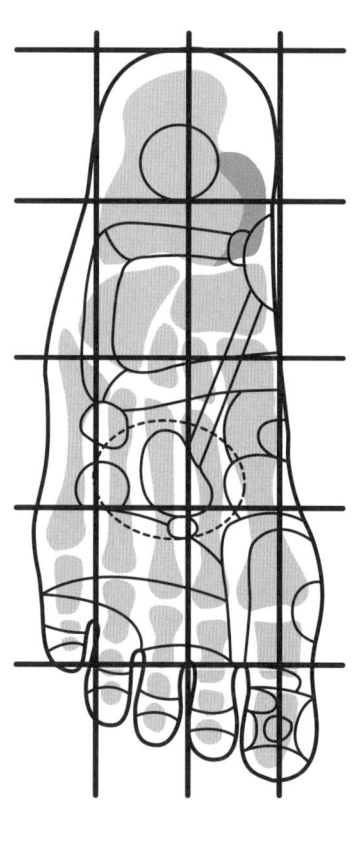

• 심장

순환계통의 원동력 기관으로서 혈관으로 혈액을 순환시켜 전신의 말단부분까지 공급하는 인체의 생명유지기관 중에서도 제일 중요한 기관이다. 심장의 기능은 평생 동안 쉴새없이 혈관에 영양분을 실은 혈액을 매일 10만km 정도를 수송하는 역할을 하며, 세포에서 불필요한 이산화탄소를 정맥을 통하여 싣고와서 폐로 보내는 기능을 수행한다. 원활한 심장기능을 유지하려면 항상 가벼운 운동을 하고, 또한 휴식을 갖고 가능하면 스트레스를 받지 말아야 한다.

스트레스를 받으면 혈압이 상승하고, 혈압이 상승하면 심장도 휴식하는 시간이 적어지게 되어 심장기능이 약해지는 것이다. 가능한 초조감, 불안감, 분노 등의 긴장을 풀고 안정을 취하는 것이 심장을 돕는 일이다.

심장에 이상이 생기면

심장이 두근거리고, 깜짝깜짝 자주 놀라며 가슴이 답답하다. 항상 불안, 초조하며, 소변을 자주 보게 되고, 혀가 굳거나 난시, 난청, 이명 등이 있고, 얼굴이 붉어지거나 사지가 무겁고, 피로가 심하며, 몸에 열이 많은 경우도 있다.

주적응증

심장질환, 심근경색, 심부전증, 모든 혈액순환, 혈압병.

부적응증

류머티즘, 동맥경화, 두통, 정신병, 알레르기 질환 등등.

· 비장

왼쪽 발바닥에 반사구가 있으며, 비장은 위의 좌측에 자리잡고 있다. 인체에서 가장 큰 임파기관으로 길이가 12cm정도이다.

주요기능은 임파구를 생산하여 혈액 속에서 외부에서의 유독균으로부터 인체를 보호하기 위하여 실균작용을 하며, 혈액을 저장하였다가 혈액이 필요할 때에 방출을 하는 예비 혈액 저장소이며, 적혈구의 저장 및 파괴, 항체생산 등을 한다.

비장병은 식생활의 습관으로 많이 발병되며, 지나치게 영양가가 높은 음식만을 섭취하여도 비장에는 악영향을 주는 요인이 될 수 있는 것이다.

비장에 이상이 생기면

    혀가 경직되고, 음식을 먹은 즉시 토하기도 한다. 입술이 황색으로 변하기도 하며, 위장에 통증도 생기고, 출혈성 질환 및 헛배가 부르다. 또는 설사, 변비, 구역질, 식욕부진, 불면증, 소화불량, 만성피로, 피부병 등이 발생하며, 명치 끝에 통증이 있고, 가슴도 답답하며, 몸이 대체로 무겁게 느껴진다.

주적응증

    빈혈, 피부병, 소화불량, 당뇨병, 비만증 등.

부적응증

    신경통, 수족권태, 허약체질, 설사, 더위병 등.

제2의 소화계
간과 담은 소화계통의 장기로서 우측 발바닥에만 반사구가 있다.

·간

복부 우측 상단에 자리잡고 있으며, 인체내의 가장 큰 장기이다. 간의 기능은 헤아릴 수 없을 정도로 많으며, 500여 가지 이상의 일을 하고 있다.
생명에 필요한 물질을 생산하고, 수많은 물질을 분해하며, 필요한 것은 저장 공급하고 불필요한 것은 없애주는 신진대사 작용 등등 복잡한 일을 묵묵히 일을 하기 때문에 '침묵의 장기'라고도 불리운다.

간에 이상이 생기면

항상 옆구리에 통증이 있고 화를 잘 내며, 목구멍이 아프며, 얼굴이 변색이 되고, 구역질 또는 눈이 충혈된다. 항상 두통이 있고, 위산과다로 인하여 속이 쓰리고, 소화도 안 된다. 가끔 오한이 나거나 열이 나며, 배가 부르고, 식욕이 떨어지고, 빈혈, 생리불순, 시력감퇴, 밤눈이 어두워지는 현상이 생긴다.

주적응증

간염, 간경화, 동맥경화, 빈혈, 간질, 정신병, 뇌혈전, 경기 등.

부적응증

근육통, 반신불수, 생식기이상, 만성감기, 신경과민, 경련, 생리불순, 시력감퇴, 소화불량 등.

제2소화계: 간, 담

간을 누른 후 담을 눌러 준다.

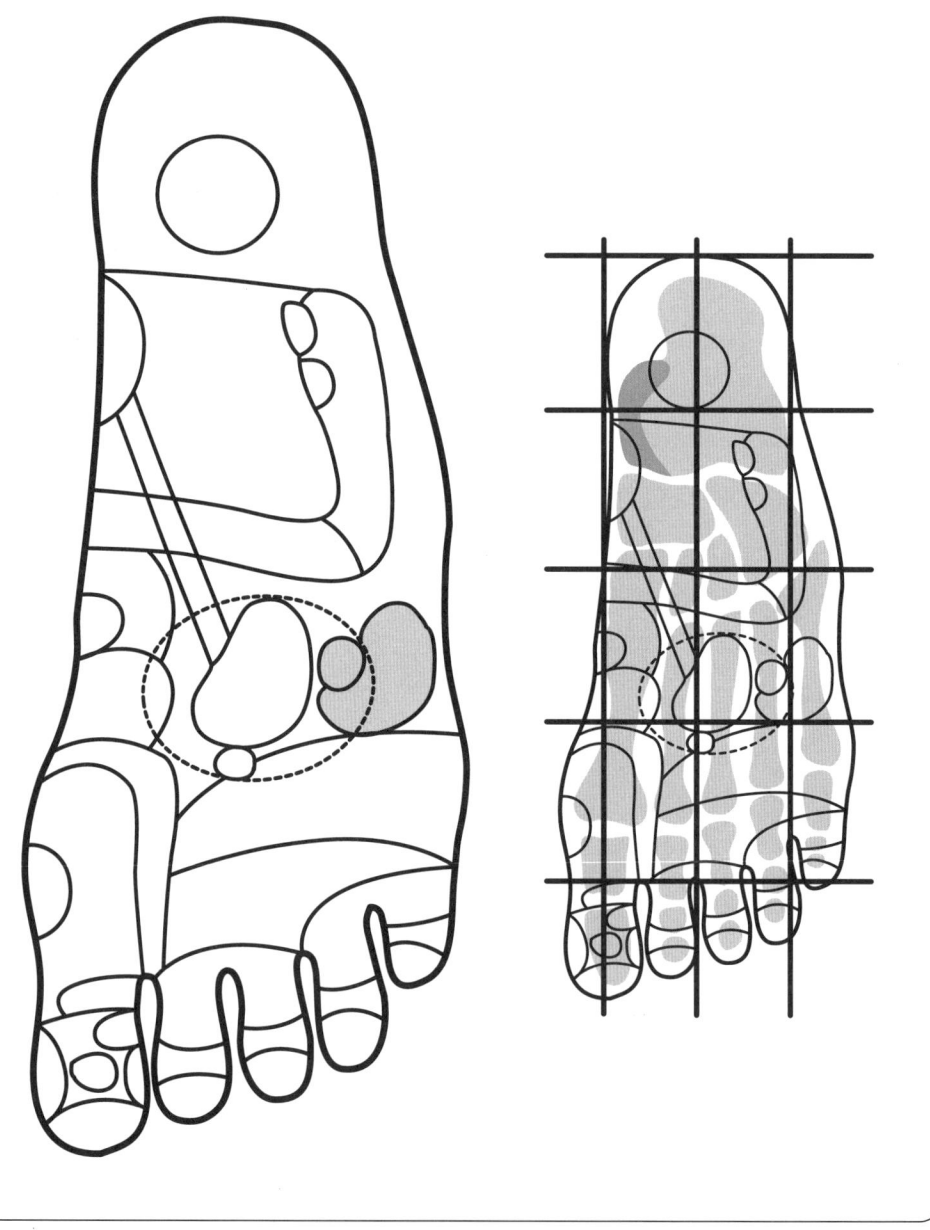

• 담

우측 발바닥에만 반사구가 있는 소화계통의 장기이다. 간의 우측 아랫 부분에 자리잡고 있으며, 쓸개라고 한다. 담은 간장에서 생산한 소화촉진액을 일시적으로 담아두는 일을 한다. 일종의 창고역할을 하기 위한 주머니로 되어 있어서 膽囊(담낭)이라고 한다.

입에서 들어온 음식물은 식도를 거쳐서 위에서 소화를 한 후에 십이지장으로 들어오면 담낭은 총담관을 통해서 담즙을 내보내어 소화를 돕는다.

특히 지방분의 소화를 도우며, 지방질의 퇴적물을 씻어내는 역할도 하며, 담즙에는 적색색소가 있는데, 이 색소가 혈류 속에 과다하게 유입되면 황달현상이 나타난다.

담낭에 이상이 생기면

입안이 쓰고, 뱃속이 포만감이 있고, 소화도 잘 안 되며, 가슴과 옆구리에 통증이 있고, 답답하여 한숨을 자주 쉬며, 피부가 거칠어 지며, 발등에 열이 나며, 가슴 부위가 붓거나 통증이 있다. 오한이 있고, 빈혈증세도 있으며, 신경통, 현기증, 발가락 통증 및 모든 관절에 이상이 온다.

주적응증

담석통증, 담낭염, 신경통(좌골신경통, 삼차신경통 등).

부적응증

간에 관한 질환, 관절통증, 빈혈, 소화계병, 진정작용.

제1의 소화계: 위, 췌장, 십이지장

위 ➡ 췌장 ➡ 십이지장 순서로 누른다.

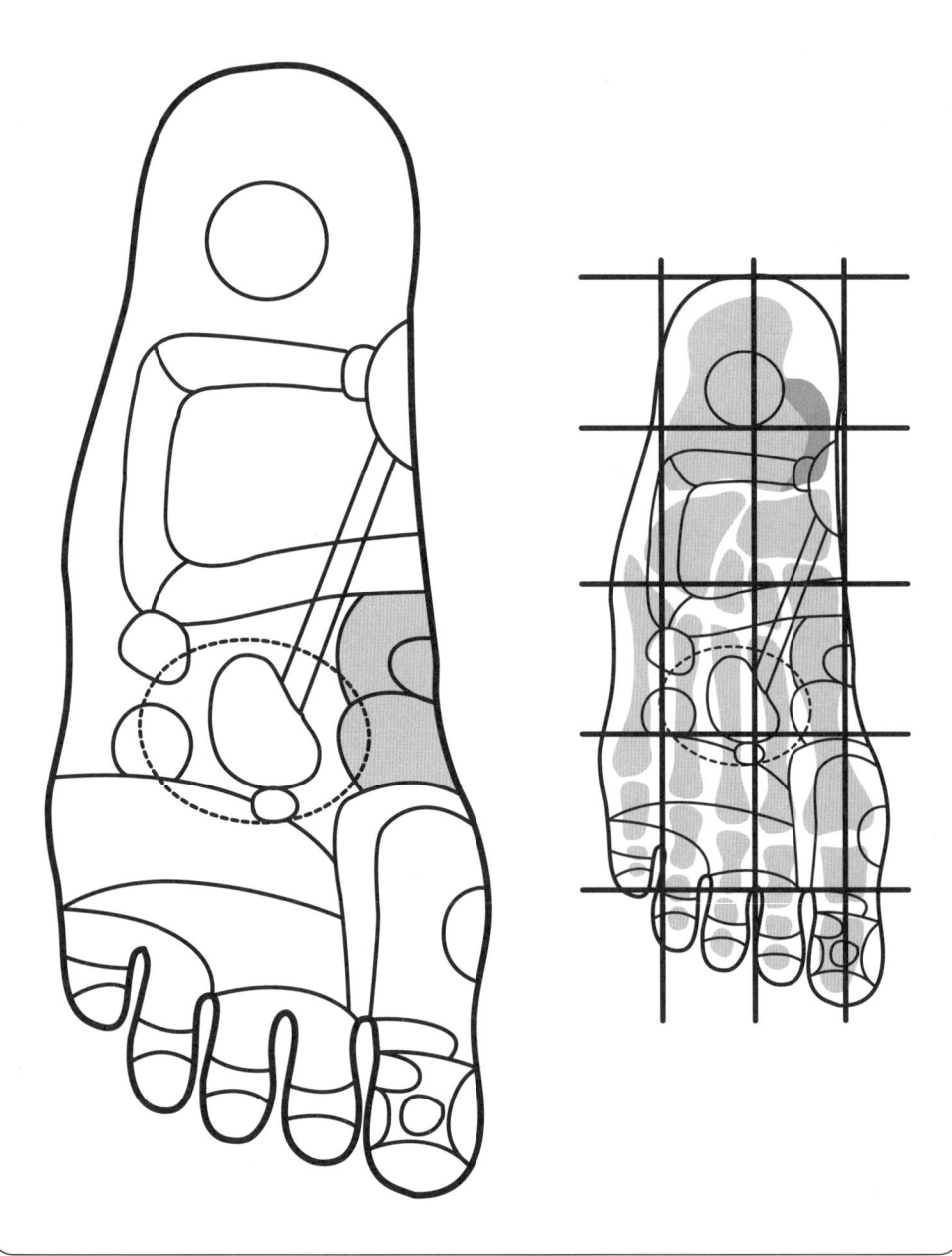

제1의 소화계

・위

식도에 이어지는 주머니 모양으로 소화관 중에서 가장 넓은 소화관으로서 신체의 정중선에서 약간 좌측으로 치우쳐 있다. 음식물을 소화하는 첫 번째 기관으로 사람에 따라서 다르지만 일반적으로 J자형을 취한다.

음식물이 들어오면 위에 쌓인 다음에 위액으로 소화를 시켜 죽같이 만든 다음 유문을 통하여 십이지장으로 보낸다. 유문은 내용물을 십이지장으로 배출하는 것을 조절함과 동시에 십이지장에서 위로 역류하는 것을 막아 준다.

위에 이상이 생기면

식욕부진, 구토, 소화불량, 오한이 생기며, 하품을 자주하고, 얼굴빛이 누렇게 되고, 위의 포만감이 생기며, 체증, 트림, 구역질, 변비, 설사, 위경련, 위산결핍, 위복통, 위냉증, 시력저하, 급성만성체증, 구내염, 식도염, 급성위염, 만성위염, 위하수증, 입이 부르트고, 목이 붓고, 명치 아래가 답답하거나 통증이 있다. 배가 차가워지거나 복부가 팽창하기도 한다. 위산과다. 위궤양, 얼굴에 여드름, 눈병, 현기증, 원기부족, 두통, 빈혈.

주적응증

위염, 위산과다, 위궤양, 위경련, 위하수증, 위경련, 빈혈.

부적응증

당뇨병, 비만증, 냉증, 삼차신경통, 피부의 습진, 시력저하.

• 췌장

인체에서 말하는 6장 6부에서 제외된 장기지만 인체에서는 없어서는 안 될 중요한 기능을 수행하는 장기이다. 제1번 요추와 2번 요추 높이에서 십이지장과 엇갈리듯이 위의 하부에 자리잡고 있다. 일반적으로 길이는 12-15cm 정도이고, 폭은 약 5cm이며, 두께는 2cm, 무게는 대략 70g정도이다.

췌장은 소화액을 분비하는 장기로서 췌액을 분비하여 십이지장으로 보내어 소화를 돕는 일을 하며, 췌장 내에는 내분비선인 랑게르한스샘 이 인슐린을 분비하여 영양분을 세포질까지 이동시키고, 혈중 영양화합물 농도를 저하시키고 대사를 촉진시키는 일을 하며, 글루카곤을 분비하여 혈중의 포도당 농도를 증가시켜 인슐린과 반대작용을 함으로써 견제 역할을 한다.

췌장에 이상이 생기면
소화불량, 배에 가스가 많이 차기도 한다. 속이 답답하거나 변비 또는 설사를 한다. 항상 배탈이 자주 나며, 피부에 윤기가 없어지기도 한다.

주적응증
당뇨병, 급성 만성 췌장염, 소화불량, 배에 가스가 찰 때.

부적응증
비만증, 변비, 설사, 소화기 계통의 기능저하 등.

• 십이지장

소장의 일부분으로서 기능이 소장의 다른 부위와 다르므로 별도의 장기로 취급한다.

손가락 12개의(약 25cm)폭과 같다 하여 십이지장으로 부르며, 상부는 위의 유문과 붙어있고 하부는 소장과 연결되어 있다. 십이지장은 1번 요추와 3번 요추 사이에 자리잡고 있으며, C자 형으로 구부러져 있는데, 췌장의 췌두 부위를 감싸고 있다.

십이지장의 상단부 10cm 정도에는 담낭에서 나오는 담즙과 췌장에서 나오는 췌액이 들어오는 입구가 있어서 위에서 들어오는 내용물을 소화하고, 영양분을 각각 분류(지방산, 탄수화물, 당, 비타민, 무기질 등등)하는 기능이 있다.

십이지장에 이상이 생기면
    소화불량, 식욕부진, 복부 팽만감, 속이 쓰린 증상도 나타나기도 한다.

주적응증
    십이지장 궤양, 소화불량 등.

부적응증
    복부 팽만감, 식욕부진 등.

소화계: 소장, 대장

소장, 대장은 스프링식으로 천천히 누르면서 회전한다.

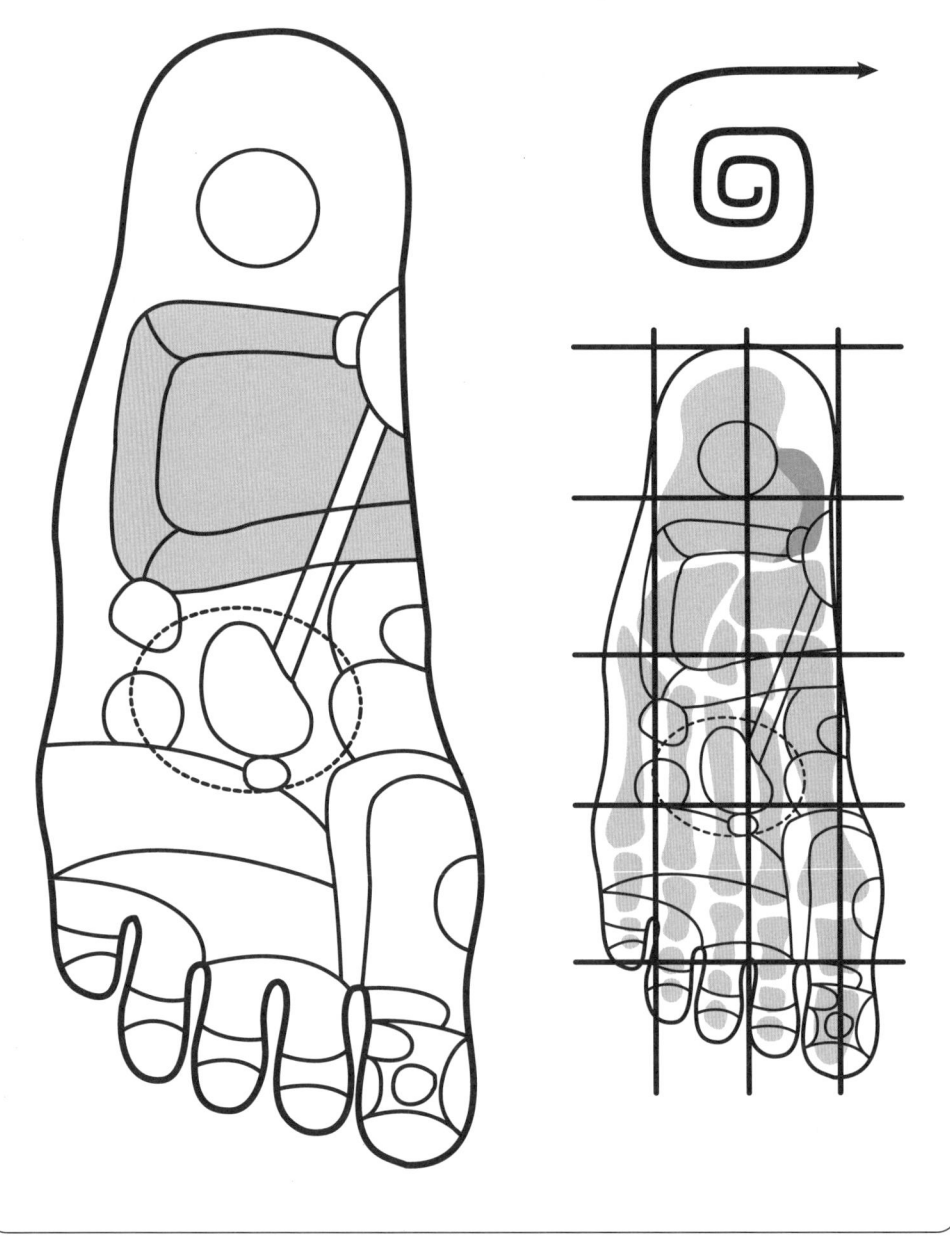

· **소장**

길이는 대략 6~7m 정도로서 십이지장, 공장, 회장의 3등분으로 구분되며, 십이지장은 위의 유문과 연결되어 별도의 기능을 갖고 있고, 공장은 십이지장과 연결되어 복부 좌측의 상부에 자리잡고 있으며, 회장은 공장과 연결되어 있고, 하부에는 회맹관이 있어 대장과 연결되어 있으며, 하복부 우측에 자리잡고 있다.

회맹관은 소장의 내용물을 대장으로 배출시킴과 동시에 대장에서의 역류를 막는 역할도 한다.

소장의 기능은 내용물을 소화하고 영양소를 분해(단백질은 아미노산, 지방은 지방산 혹은 글리세린, 탄수화물은 포도당 등등)하는 기능이 있으며, 소장 내의 무수한 장융모(작은 돌기)로 영양분을 흡수하고 찌꺼기는 회맹관을 통하여 대장으로 배출시킨다.

소장에 이상이 생기면
    목에 통증이 생기고, 턱이 붓고, 귀울림 현상이 나타나고, 배꼽 밑에 통증이 있고, 심하면 딱딱한 돌덩이 같은 것이 만져지며, 척추 통증, 어깨결림, 감기, 인후염, 편도선염, 부종, 생리불순, 축농증, 신경쇠약, 불안, 초조감.

주적응증
    하복부 병, 척추질환 부종, 소화계통의 병, 부인병 등등.

부적응증
    류머티즘, 알레르기 질환, 눈병, 귓병, 축농증, 구내염 등.

· 대장

소장의 회맹관에서 이어져 나온 대장은 맹장, 상행결장, 횡행결장, 하행결장, 직장, 항문관으로 구성되어 있다. 전체 길이는 보통 1.5m 정도이고, 지름은 7.5cm 정도이다. 그 중에서 맹장은 제일 굵고, 제일 짧다(약 7~8cm). 대장의 기능은 소장에서 들어온 내용물에서 수분을 취하고, 나머지 찌꺼기는 보관 저장한 후에 밖으로 배출한다.

대장에서는 가스도 생산하는데, 그 가스가 제대로 배출이 안 되면 복통이 생기고, 두통도 발생한다.

대장에 이상이 생기면

숨이 차고, 답답하며, 복통, 설사, 변비 등이 생기며, 불면증, 소화불량, 식욕감퇴, 체기, 위산과다, 만성피로, 두통, 또는 입이 마르고 코가 막히거나 어깨통증 및 치통도 생긴다. 요통도 생기고, 잇몸이 아프다. 현기증, 십이지장궤양, 손과 발이 저리며, 무릎에 통증도 생긴다. 또한 가슴이 가득 찬 것 같은 느낌이 들어 항상 답답하다. 대변의 색깔이 나쁘고, 장에서 끄르륵끄르륵하는 소리가 들린다. 경우에 따라서는 하혈을 하기도 한다.

주적응증

장염, 변비, 소화불량, 신경성 질환, 요통 디스크, 설사 등.

부적응증

십이지장 궤양, 만성감기, 두통, 식욕감퇴, 현기증, 치통.

MEMO

생식계: 생식선, 생식기

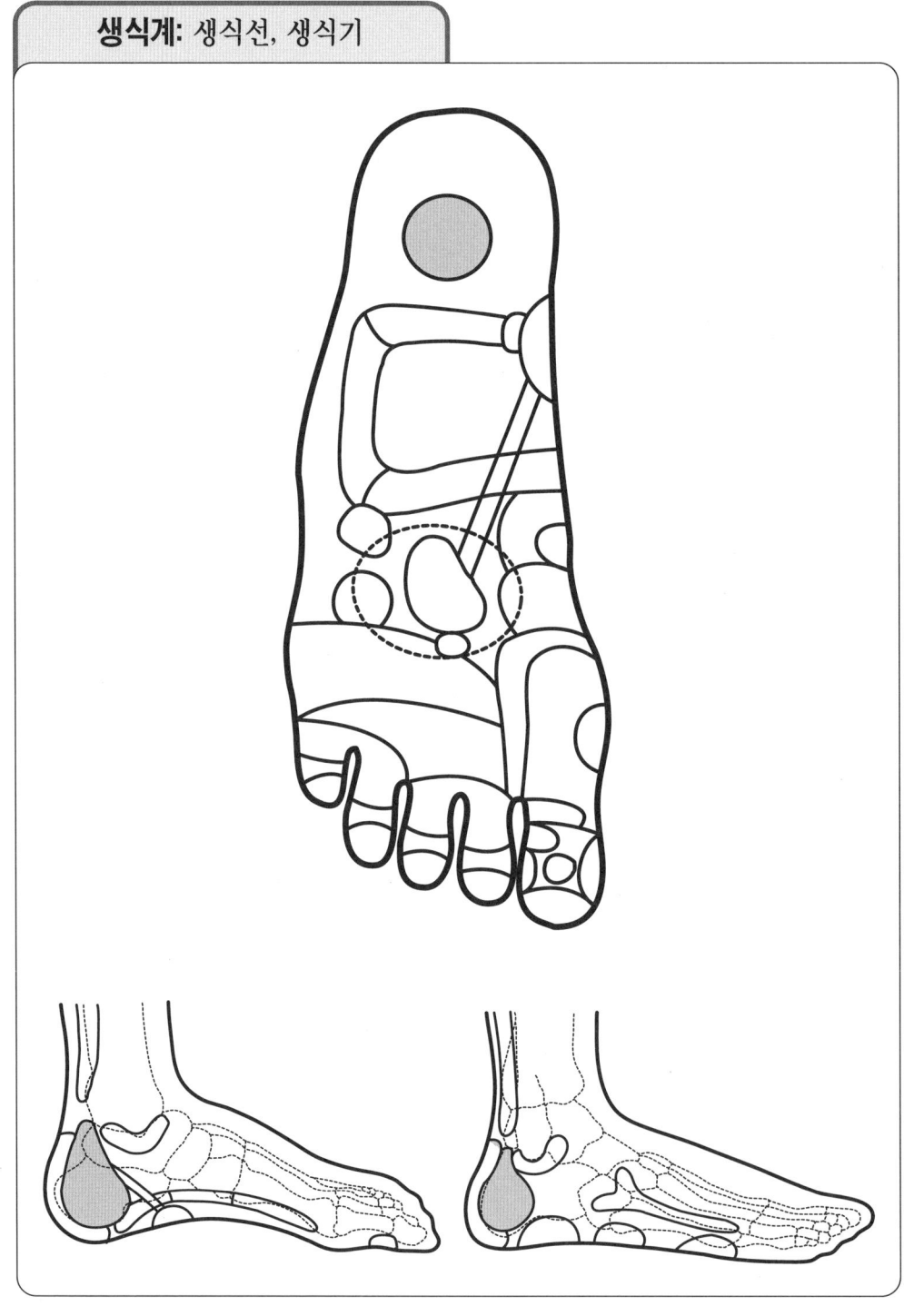

생식계

· 생식선(남성은 고환, 정낭, 여성은 난소, 난관)

고환, 정낭
   고환은 음낭 내에 쌍으로 있으며, 정자를 생산하고 호르몬을 분비하며, 정자는 정낭에 일시 보관되다가 정액과 합쳐져 배출(사정)된다.

난소, 난관
   골반 양측 벽면에 자리잡고 있으며, 난세포(난자)를 생산하고 호르몬을 분비하며, 난자는 난관을 통과하는 도중에 정자와 합쳐져 수정을 하는 것이다.

적응증
   남성: 정력감퇴, 갱년기 장애, 고환 염증, 유정, 임포텐츠.
   여성: 생리불순, 생리통, 불임증, 불감증, 염증, 낭종, 복통.

· 생식기(남성은 전립선, 여성은 자궁)

전립선
   골반 내의 기관으로서 방광 밑에 자리잡고 있으며, 중앙에는 요도가 관통하며, 좌우에 요도와 연결된 출구가 있다. 전립선에서 나오는 분비물은 정자의 운동을 촉진하는 작용을 한다.

자궁
   방광과 직장 사이에 위치하고 있으며, 자궁 내에서는 수정란에 영양을 공급하기 위하여 영양물질이 풍부한 분비물도 분비한다.

적응증
   남성: 전립선 비대, 전립선 염증, 배뇨곤란, 요도통증.
   여성: 대하, 생리불순, 자궁종양, 자궁하수, 생리통 등등.

족소음신경: 용천, 태계, 음곡

- **용천**
발바닥 八자 주름중심

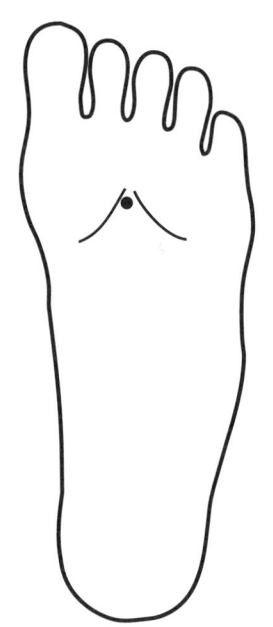

- **태계**
복사뼈 중심에서 직선으로 아킬레스건 사이

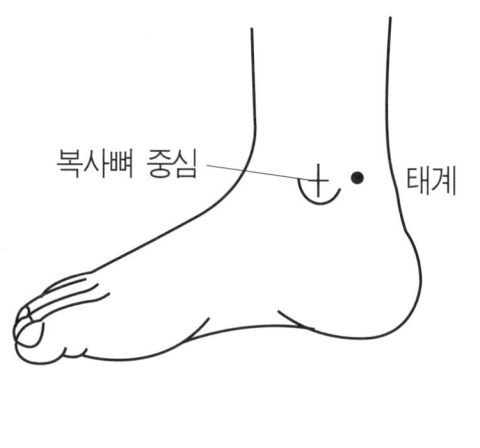

- **음곡**
무릎을 ㄱ자로 구부렸을 때 함몰 부위.

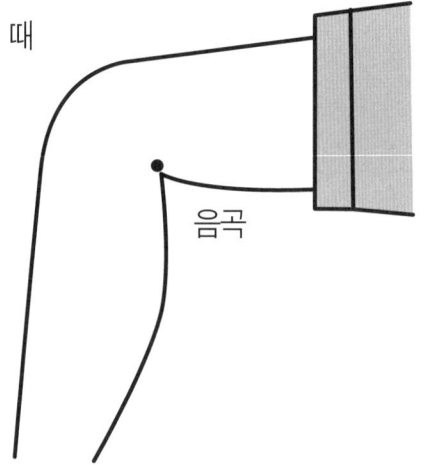

족소음신경, 족태양방광경

• 족소음신경(용천, 태계, 음곡)

족소음신경의 순행은 발바닥에서 시작하여 신장과 가슴으로 들어간다. 54곳의 경혈 중 발에 20곳의 경혈이 분포되어 있다(그 경혈 중에 임상효과가 높은 3곳을 선정했다).

용천
    주적응증: 부인병, 생리불순, 불임증, 유정, 인후염, 심계항진.
    부적응증: 심장쇠약, 신장질환, 각혈, 요도염, 고환염, 냉증, 뇌출혈, 쇼크, 편도선염, 고혈압, 신열, 기침, 해수, 신경쇠약, 발열, 뇌일혈, 소아경풍, 구토, 방광염, 생식기 출혈.

태계
    주적응증: 생리불순, 인후염, 협심증, 치통, 요통, 유정, 이명
    부적응증: 신장염, 방광명, 아킬레스건 통증 및 족관절 통증, 위통, 수족냉증, 당뇨병, 천식, 기관지염.

음곡
    주적응증: 부인병(출혈, 대하), 생리불순, 유정, 냉증.
    부적응증: 무릎 관절염, 요도염.

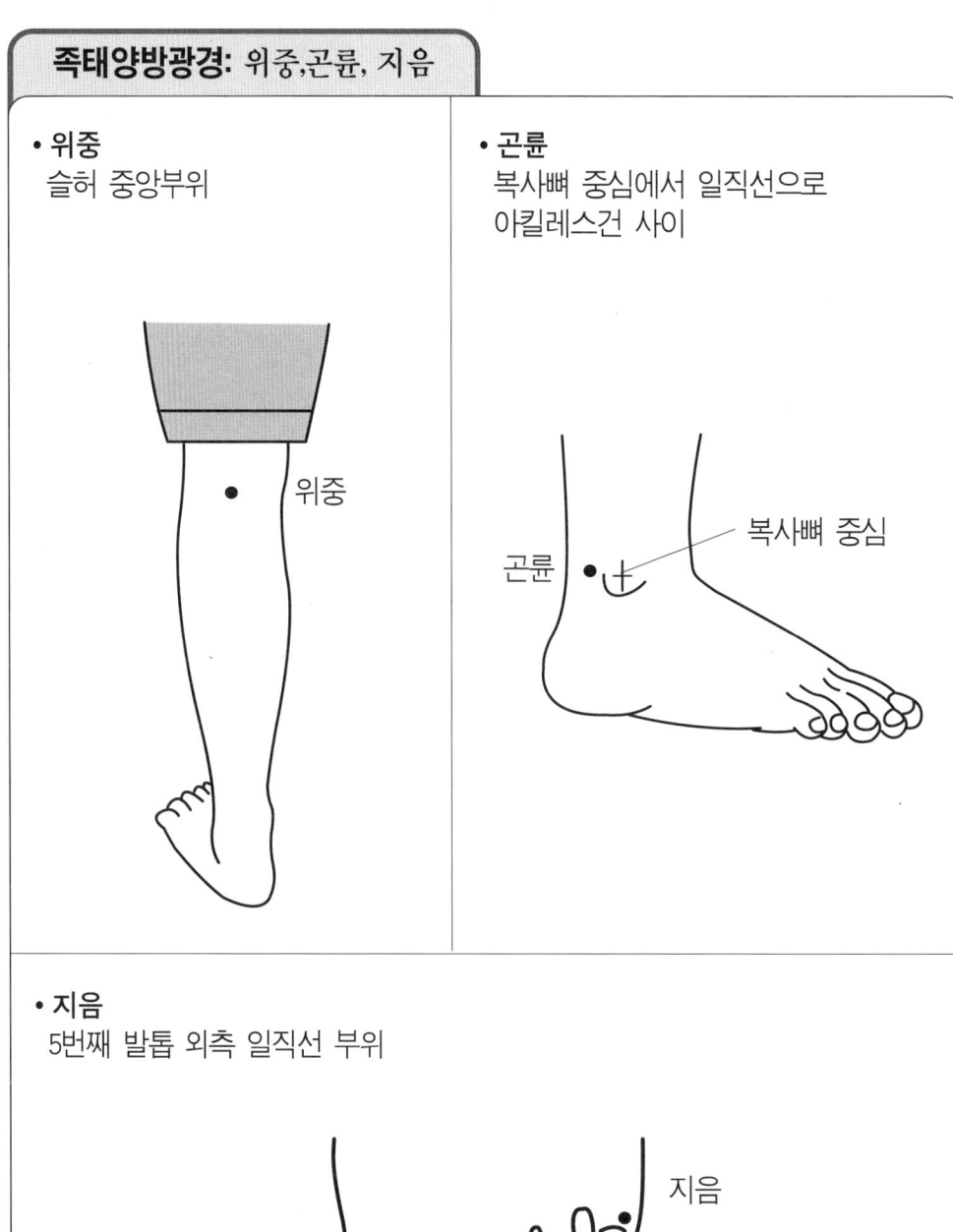

• 족태양방광경(위중, 곤륜, 지음)

족태양방광경의 순행은 안면부에서 시작하여 방광과 발가락으로 들어간다. 방광경은 12경맥 중에서 제일 많은 134곳의 경혈이 있다. 134곳의 경혈 중에서 32곳의 경혈이 발에 분포되어 있다.

위중
    주적응증: 토사, 열병, 요통, 좌골신경통, 슬관절통, 유정, 두통.
    부적응증: 중풍, 요통, 하지마비, 고혈압, 방광염, 복부팽만, 고혈압, 심한복통, 치질.

곤륜
    주적응증: 두통, 좌골신경통, 천식, 요통.
    부적응증: 설사, 족관절 통, 귓병, 뇌질환.

지음
    주적응증: 두통, 유정, 족관절통.
    부적응증: 난산, 감기, 늑간 신경통, 발바닥이 화끈거릴 때, 반신불수 이명, 요통, 고혈압증, 의식불명.

T자 교정: 고관절 교정

양발 뒤꿈치의 외측면을 동시에 눌러줌

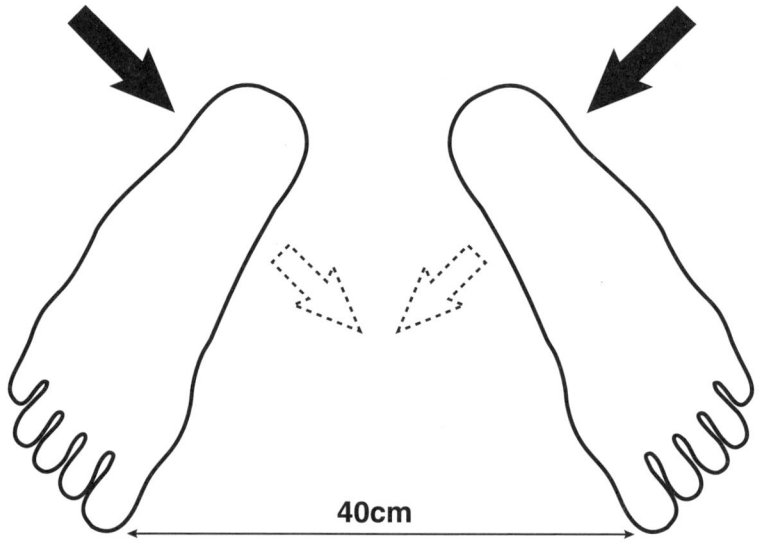

40cm

양발 뒤꿈치의 내측면을 동시에 눌러줌

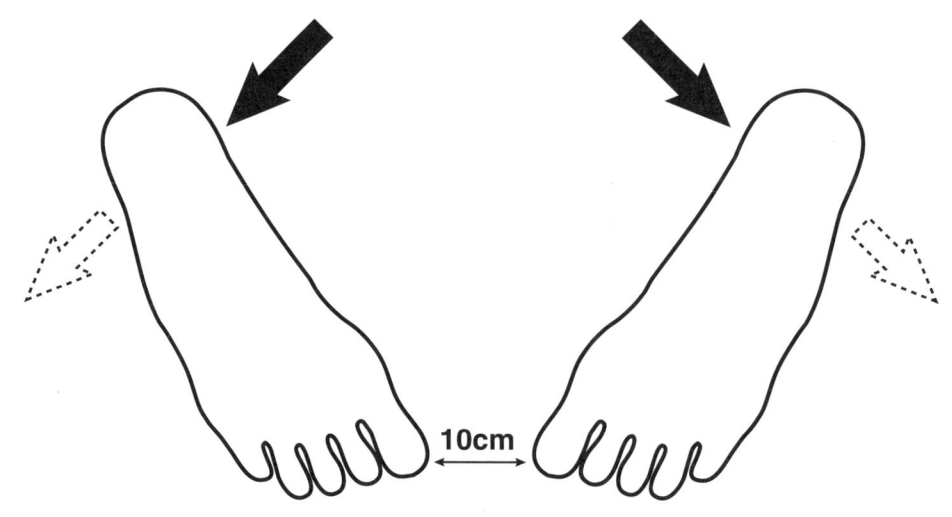

10cm

• T자 교정(고관절 교정)

좌, 우측 발의 기능관리가 모두 끝난 상태에서 양발을 가볍게 문질러준 다음에 T자 교정으로 복와위 관리를 마무리한다.

T자 관리

고관절 균형을 맞추어 주고, 좌골부분의 근육운동을 돕기 위한 관리이다. 발을 40cm 정도 떼어놓고 뒤꿈치 외측을 눌러서 지면에 닿게 하는 방식으로 천천히 3회를 실시한다. 반대로 발을 10cm정도 떼어놓고 뒤꿈치의 내측면을 눌러서 지면에 닿게 하는 방식으로 3회를 천천히 행한다.

앙와위 실기

수혜자를 바로 눕게 하고 무릎 위 10cm까지를 관리하는 것을 앙와위 관리라 한다.

- 왼쪽 발부터 혈액순환 촉진을 위하여 발 전체를 문질러 주고 비벼준 다음에 노폐물을 배출시키기 위하여 신장과 방광을 눌러준다(오른쪽 발을 타올로 덮어준다).

※참고
신장과 방광 및 특별한 경우(질환으로 현재 고통받는 부위)이외는 시술시 한번만 눌러주는 것이 원칙이다.

- 발에 쌓여있는 노폐물을 잘게 부수거나 배출이 쉽도록 연질로 만들어 준다. 앙와위 자세에서는 노폐물이 많이 쌓이는 슬관절 부위와 족관절 부위를 중점적으로 관리해 준다.
- 노폐물을 족관절에서 슬관절 위까지 밀어 올리고, 지절골에서 족관절까지 밀어낸다.
- 족배부(발등)를 두 손바닥으로 열이 날 정도로 2분 정도 비벼준다.
- 뇌하수체, 소뇌, 삼차신경을 눌러주고, 내분비계 및 안면반사구를 눌러준다.
- 위턱, 아래턱 반사구, 편도선 반사구와 림프절(흉부, 상반신·하반신임파선)을 눌러준다.

※참고
평형기관, 가슴 부위, 목구멍 부위, 서혜부의 반사구 등은 경혈 반사구와 겹치는 경우가 많고, 또한 적응증 효과도 경혈 반사구로 충분하므로 이중으로 겹치는 반사구는 누르는 것을 삭제했음을 알기 바란다.

- 내외측선을 압봉 또는 추봉으로 3회를 누르면서 밀어주고 눌러준다.
- 족궐음간경의 경혈인 대돈, 태충, 곡천을 누르고, 이어 족소양담경의 경혈인 양릉천, 족임읍, 족규음을 누른다.
- 족태음비경의 경혈인 음릉천, 태백, 은백을 누른 다음 족양명위경의 경혈인 족삼리, 해계, 여태를 누른다.
- 족관절의 근육 및 아킬레스건, 족저근막의 근육을 족관절 굴절로 기능을 높여주고, 지절골을 풀어주고, 가볍게 발전체를 문질러 주는 것으로 좌측 발의 앙와위 발관리는 끝났으며, 우측 발 앙와위 발관리로 들어간다.
- 좌, 우의 앙와위 발관리가 끝났으면, 좌우측 발을 가볍게 문질러 주고 T자 균형을 맞춘 다음에 타올로 감싸고 가볍게 발 전체를 문질러 주는 것으로 발관리 시술을 마무리한다.

※참고

발관리 중간 중간에 보온을 유지하기 위하여 크림을 추가로 자주 발라서 문질러 주고 비벼주거나, 가볍게 밀어주는 등 테크닉은 자유롭게 실행해도 된다. 가정에서 혼자서 자신을 시술할 경우는 반사구를 순서대로 눌러만 주어도 기능효과는 대단히 좋다. 그러나 발에 쌓인 노폐물은 압봉, 추봉을 최대한 이용하여 배출시킨 후 반사구를 누르는 것이 효과적이라는 것을 잊지 말아야 한다. "발관리를 끝난 후에는 온수를 필히 마셔야 한다."

보온단계: 발전체

❶ 발 전체를 타올로 감싸고 주물러준 다음 크림으로 마사지 하듯이 발 전체를 발라준다.

❷ 신장, 방광

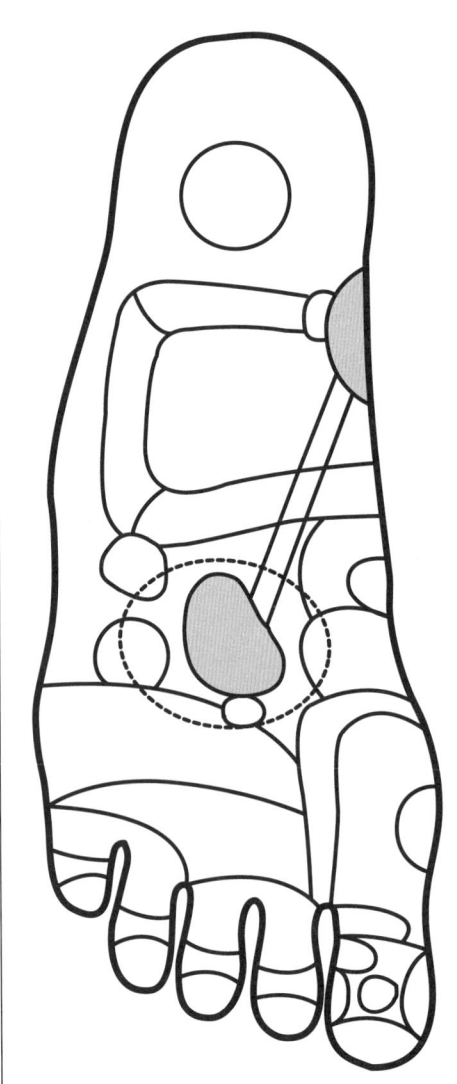

❹ 두손바닥으로 발등을 비벼준다

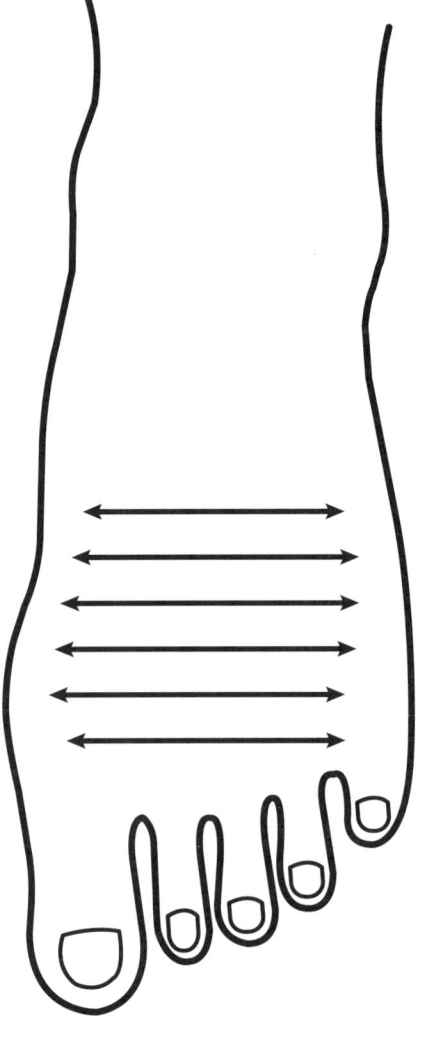

■ 보온 단계(발 전체)

❶ 발을 타올로 감싸고 좌측 발부터 무릎 위 10cm에서 발가락까지 빨래 짜듯이 주물러 주고 비벼준다(앙와위 자세에서 정강이 부위는 경골로 되어 있으므로 경골 밑을 눌러준다).
❷ 발바닥의 신장과 방광 반사구를 10초 정도씩 눌러준다.
❸ 크림 또는 오일로 발 전체를 골고루 마사지하듯이 발라준다.
❹ 두손으로 발의 배부(발등)를 열이 발생할 정도로 비벼 준다.

기능

- 타올로 감싸고 문지르고, 비벼주는 것은 열이 나게 하여 혈액순환을 촉진하고 경직된 근육을 유연하게 풀어주는 효과가 있다.
- 신장과 방광을 복와위 시술시에도 눌러주고 다시 눌러주는 것은 앙와위 자세에서는 노폐물을 배출시키지 못하였기 때문에 먼저 배출 출구를 열어주는 목적이 있다.
- 크림과 오일을 바르는 이유는 복와위에서 설명했듯이 열의 방출을 막아주는 보온효과 및 압봉 등에 의해서 피부의 손상을 방지하는 목적이 있다.
- 특별히 배부를 비벼주는 이유는 전신의 모세혈관 중에 반 이상이 발 배부에 분포되어 있기 때문이다. 심장박동으로 내려온 혈액을 모세혈관작용에 의해서 다시 올려보내는 기능을 함으로써 노폐물을 배출하는 힘을 가진 것도 모세혈관이기 때문에 비벼주어서 기능을 높이는 것이다.

노폐물 분쇄단계: 발 상부

❶ ❷ⓐ ❷ⓑ ❸

❹

■ 노폐물 분쇄 단계

발 상부 정강이(경골 주위)

❶ 무릎(슬관절) 주위를 시계방향으로 촘촘히 눌러준다.
❷ 손바닥의 수근(손바닥 상부 즉 손목 아래 부위)을 이용하여 피부를 위로 늘리면서 올라와 다시 피부를 펴듯이 내려온다. 3회 정도 실시(발의 상부에서 시작하여 촘촘히 족관절까지 내려온다).
❸ 압봉을 사용하여 경골의 밑부분(가자미근 부위) 좌측과 우측을 족관절에서 상부로 밀어 올린다. 3회 실시 한다.
❹ 족관절 부위를 눌러주고, 특히 복사뼈 주위를 골고루 눌러준다.
  3회 정도 실시한다.

기능

- 노폐물은 관절부위에 가장 많이 쌓이므로 슬관절 주변을 눌러주어 노폐물을 잘게 부수어 주거나, 연질로 만드는 효과가 있는데 족관절 또는 발 배부에서 노폐물을 밀어내도 슬관절에 노폐물이 쌓여 있으면 막히게 되므로 먼저 슬관절부터 실시한다. 또한 슬관절 통증에도 효과가 있다.
- 정강이는 경골 부위로서 노폐물은 경골 밑에 일부 정체되므로 노폐물을 연질로 만드는 효과가 있고 혈액촉진이 향상되어 반사반응 효과가 높게 된다.
- 발고장이 가장 많고, 노폐물 배출시에 제일 막히기 쉬운 부분이 족관절로서, 노폐물을 분쇄하고 족관절 운동기능을 높여준다. 복사뼈 주변은 경혈 및 생식기 반사구 부위로서, 노폐물이 쌓이면 신체에 여러 종류의 장애가 발생하므로 노폐물이 쌓이지 않게 특별히 관리해야 한다.

노폐물 분쇄: 발 배부

❶ 발가락 사이(뼈 주의 요함)

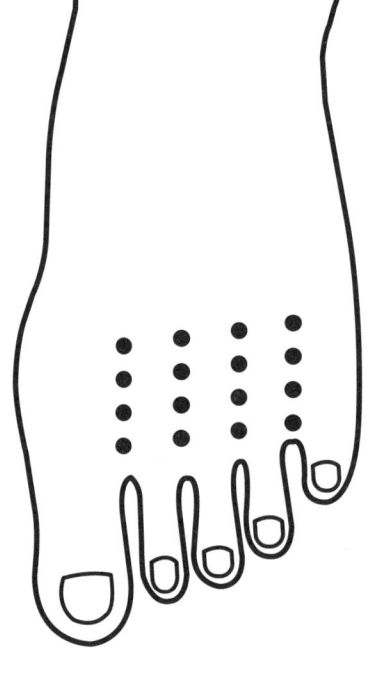

❷ 5등분하여 밀어준다.

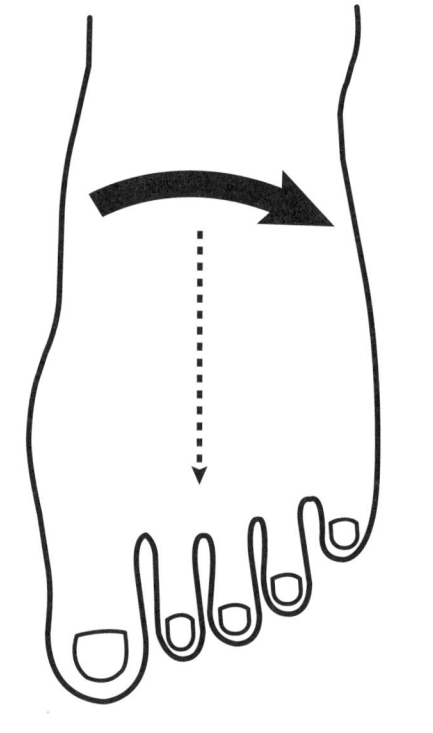

❸

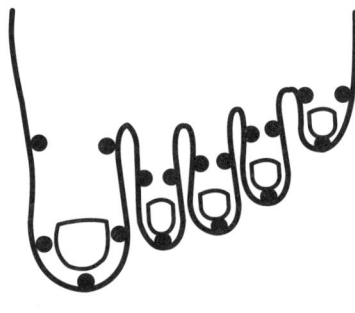

발 배부(발등 및 발가락)

❶ 발가락 사이(4군데부위)에서 상부 방향으로 압봉으로 촘촘히 3회 정도씩 눌러준다.
❷ 발등을 추봉의 돌출 부분을 이용하여 내측에서 외측으로 밀어준다. 발등을 5등분하여 골고루 3회씩 밀어준다.
❸ 발가락의 발톱 아래 부위를 눌러준다. 각 발가락 전체를 3회씩 실시한다.

기능

- 발등에 노폐물이 쌓이는 경우는 흔하지는 않지만, 발바닥에서 올라온 노폐물이 발가락 사이 부분인 지절골, 중족골(척골) 주변에 정체되기가 쉽다. 특히 관절 부분이 밀접하게 모여 있는 부위로서 노폐물을 철저히 배출해야 한다. 효과는 발의 횡궁(횡아치)운동 기능이 촉진, 향상된다.

※참고
발에 상처가 있을 경우는 발관리를 삼가야 한다.

- 발등을 횡으로 긁어주는 효과는 노폐물 제거보다는 모세혈관작용을 향상시켜서 노폐물 배출을 용이하게 하는 간접효과와 한부분의 장기가 아닌 전신의 반사구로서 머리, 가슴, 복부, 골반, 하지에 도움을 주는 효과도 있다.
- 발가락 부분을 눌러주는 이유는 다음과 같다. 자연이치에 의한 오행에 의하면 모지는 木으로 간과 담이며, 둘째지는 火로서 심장과 소장이고, 셋째지는 土로서 비장과 위이며, 넷째지는 金으로 폐와 대장이고, 다섯째지는 水이어서, 그 부분을 눌러주면 신장과 방광이 좋아진다고 오랜 고대부터 전승의학으로 내려왔기 때문이다(발가락 저부의 중앙을 눌러주면 더욱 효과가 좋아진다).

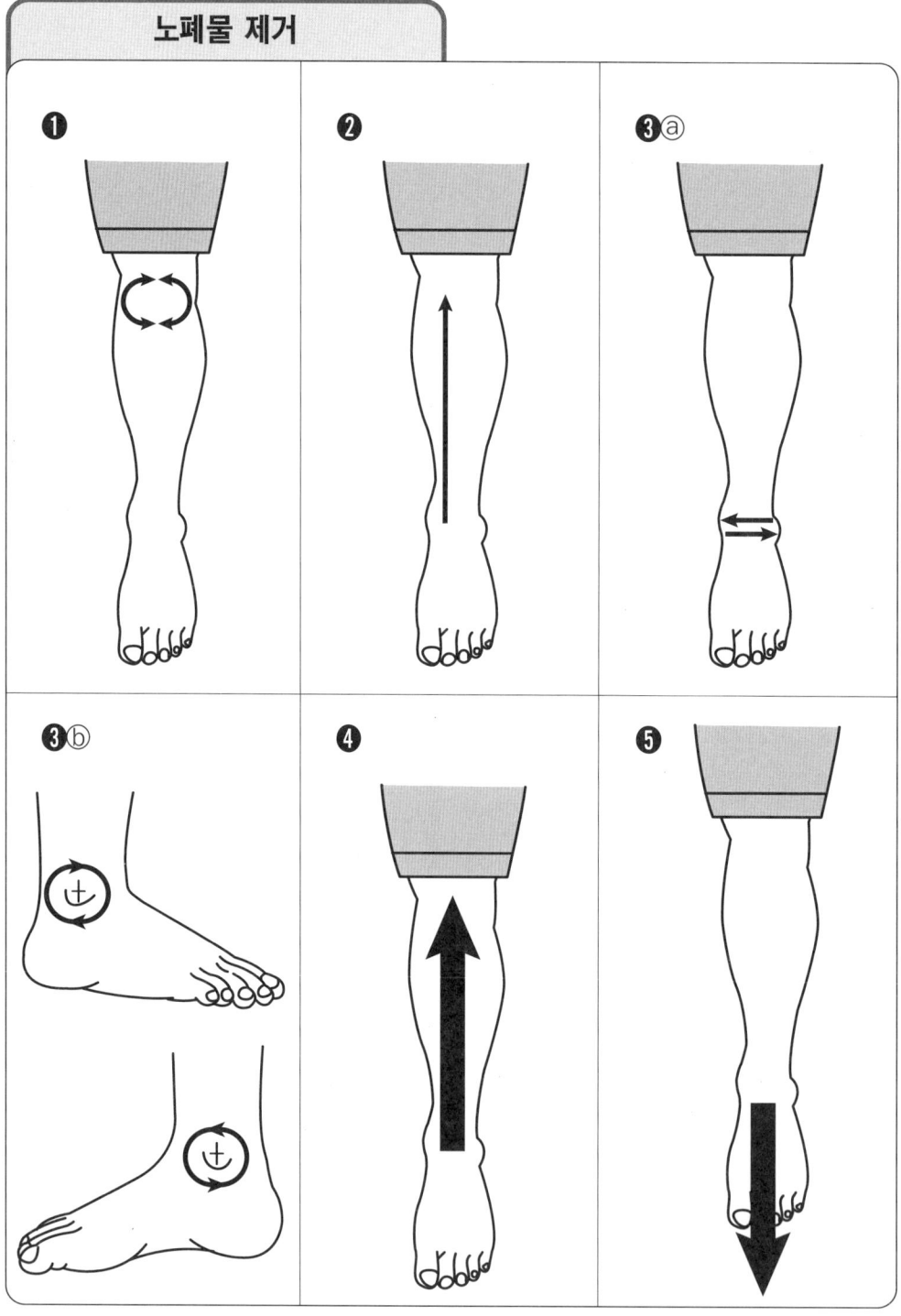

■ 노폐물 제거 단계

발의 상부 및 하부

❶ 먼저 슬관절 주변을 손의 모지를 이용하여 골고루 누르면서 밀어준다.
❷ 두손으로 경골 밑부위(가자미근)를 족관절에서 위로 천천히 3회 밀어 올린다.
❸ 족관절도 손의 모지로 비벼주고, 복사뼈 주위는 손으로 원을 그리듯이 문질러 준다.
❹ 한 손으로 발가락을 감싸주고 족관절의 각도를 최대한 넓게 한 다음 다른 손으로 족 배부부터 감싸듯이 3회 밀어 올린 후에 손을 바꾸어 같은 방법으로 슬관절까지 3회 밀어 올린다.
❺ 양손을 번갈아 족 배부를 감싸 잡아당기듯이 힘을 가하면서 손이 미끄러져 나오게 한다.

기능

- 슬관절에 쌓여있던 노폐물 제거 및 슬관절 통증, 고장 등을 회복시켜 주는 효과가 있다.
- 정강이의 경골 밑부분에 노폐물정체를 제거하고, 신경선을 자극시켜 줌으로써 신경반응 효과를 증진시킬 수 있다.
- 족관절과 복사뼈 주변의 노폐물 제거 효과와 임파계의 활성화 및 생식계 기능을 높여 준다.
- 노폐물을 제거하고, 족관절의 십자인대 및 발바닥의 족저근막이 유연하게 되어 종궁(종아치) 기능이 좋아진다.
- 모세혈관작용 및 횡궁(횡아치)작용을 활성화시켜 준다.

반사구 반응 단계

뇌하수체 ➡ 소뇌 ➡ 삼차신경 순서로 누른다.

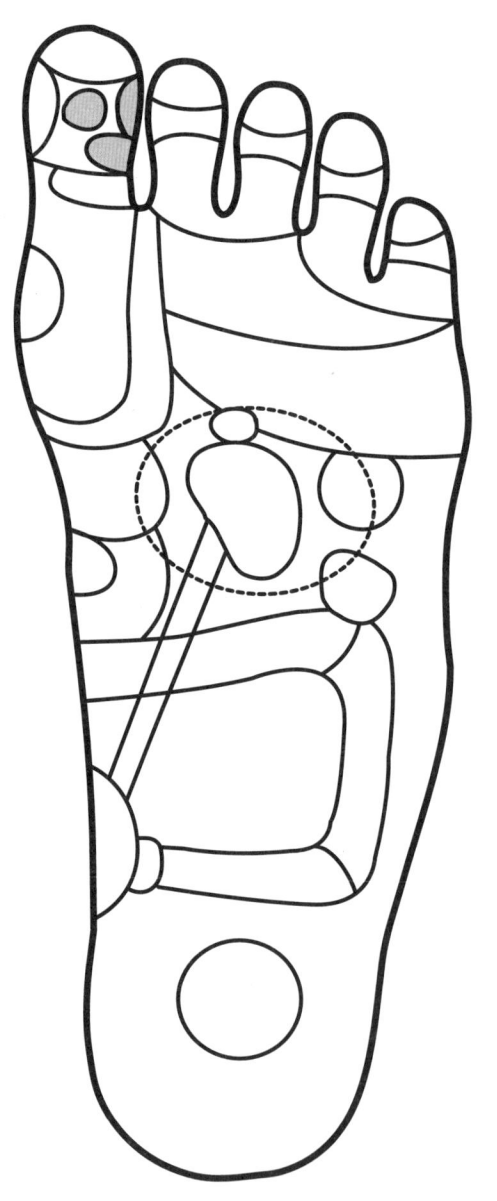

■ 반사구 반응 단계

<u>뇌하수체, 소뇌, 삼차신경</u>

• 뇌하수체

뇌격막의 연장 부분에 달려 있는데, 무게가 0.5g 정도로 작지만 기능으로는 대단히 중요한 기관이다.
전신의 발육, 갑상선 및 난포를 자극하여 촉진시켜 주며, 유선을 자극하여 유즙 분비작용에도 관여하는 등 내분비계의 총사령부라고 할 정도로 기능이 다양하다.

적응증
　　허약체질, 발육부진, 불감증, 내분비기능 실조, 불임증 등.

• 소뇌

대뇌의 뒷부분 하측에 위치하며, 소뇌의 중량은 120~130g 정도로 작은 주먹 크기만 하며, 신체운동의 협조, 평형유지, 근육의 긴장 등 무의식적 운동의 중추이다. 사고나 질병으로 인하여 소뇌가 손상되면 평형감각을 잃어 걸음걸이도 불안정하며, 동작이 부자연스러워진다.

적응증
　　평형감각을 잃거나 고혈압, 뇌진탕, 현기증, 불면증 등등.

• 삼차신경

뇌에서 얼굴로 나가는 신경으로서 뇌신경 중에서 가장 굵은 혼합신경이다. 눈, 위턱, 아래턱 방향, 세 갈래로 갈라져 안면부 전체를 주관한다.

적응증
　　편두통, 머리가 무거움, 안면 신경마비, 이비인후계 질환.

내분비계 및 안면 반사구

갑상선

부갑상선

목

전두동

눈

귀

코

내분비계 및 안면 반사구

• 갑상선

후두 하부에 위치하고 있으며, 좌우 엽과 협부로 구성되어 있다. 기초대사와 지능 및 성장발육 호르몬을 분비하며 혈액중의 칼슘농도를 감소시키는 분비물도 생산한다.

적응증
　맥박증가, 안구돌출, 이상발한, 정신적 장애, 체중증감 등.

• 부갑상선

갑상선 좌우 후면에 붙어있는 작고 둥근 모양으로 되어 있다. 부갑상선의 분비물은 혈중의 칼슘농도를 조절하며, 또한 혈중에 인산염을 배출시키는 작용도 한다.

적응증
　약해진 뼈, 손발톱의 각질, 불면증, 구토, 뼈 발육저하.

• 목

머리를 떠받치고 있으며, 목의 이상은 전신으로 파급된다.

적응증
　경부의 순환장애, 고혈압, 후두염, 천식, 기침, 어깨결림.

• 전두동, 눈, 귀, 코

적응증
　전두동은 코뼈 위의 공동으로, 두통, 건망증, 불면, 뇌질환, 그리고 백내장, 결막염, 각막염, 충혈 등 눈에 관련 질환, 멀미, 어지러움, 난청, 중이염 등 귀에 관련 질환, 코막힘, 비염, 축농증, 냄새 등 코에 관련 질환.

임파계 및 턱 반사구

위턱	아래턱	편도선

흉부 임파선	상반신 임파선	하반신 임파선

임파계(편도선, 흉부, 상반신, 하반신) 및 턱 주위

• 위턱, 아래턱

턱은 소화운동의 첫 번째 관문으로서, 턱이 없으면 우리는 음식물을 섭취하지 못한다. 음식물을 잘게 부수고, 침의 분비를 촉진시켜서 위장으로 보내는 중요한 기능을 하며, 얼굴 외모에 있어서도 중요한 위치를 차지한다.

적응증

    치통, 잇몸염증, 입냄새, 턱 관절염, 코를 심하게 골 때.

• 임파선

순환계의 일부분으로 인체에 해로운 미생물 및 이물질 등을 방어하고 없애주며, 항체를 만들어 주기도 한다.

편도선, 흉부 임파선, 상반신 임파선, 하반신 임파선으로 구분되어 반사구가 있으며, 편도선은 입안에 있으므로 외부의 병균을 일차적으로 막는 역할을 하며, 임파선이 가슴 부위에 많이 분포되어 있는 흉부 임파선 및 겨드랑이 주위와 하복부 주위에 많이 분포되어 있으므로 상반신, 하반신 임파구로 구별한다.

적응증

    편도선은 편도선염, 편도선 비대, 화농, 감기, 두통. 흉부 임파선은 폐, 유방 등에 항암 및 가슴부위의 염증. 상반신, 하반신 임파선은 항체감소증 후군, 모든 기관의 종양 및 암 또는 각종 궤양, 염증 등에 효과가 있다.

내외측선 반사구

내측: 경추, 흉추, 요추, 선골, 내미골, 고관절 순서로 누른다.

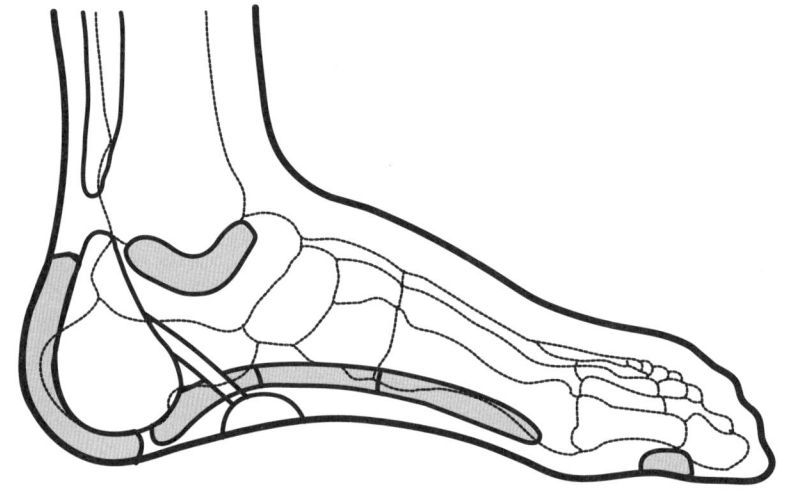

외측: 어깨, 팔관절, 무릎관절, 외미골, 고관절 순서로 누른다.

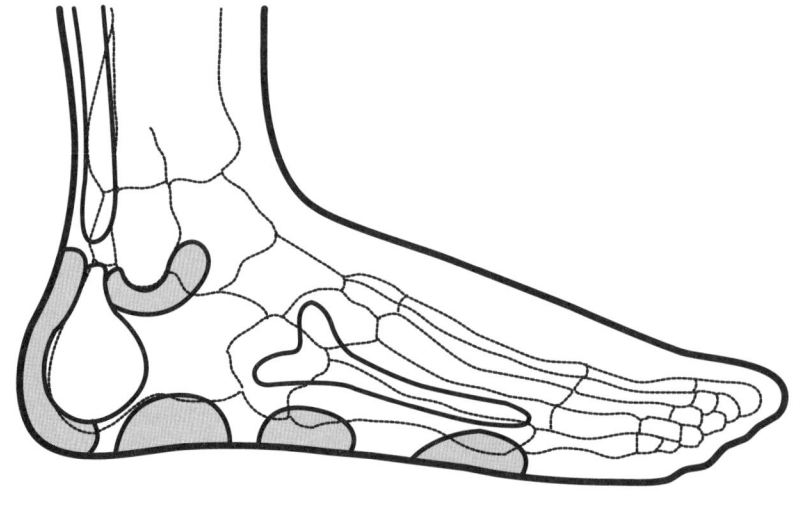

내외측선 반사구(중심 골격)

- **내측선(경추, 흉추, 요추, 선골, 내미골, 고관절)**

    인체의 중심을 잡아주고, 신경의 통로 등등 아주 중요한 7마디의 경추와 12마디의 흉추 및 5마디의 요추의 반사구 반응도는 큰 효과는 없지만, 장애가 발생했을 경우에 가벼운 통증 정도는 해소가 된다. 또한 상체의 중심을 떠받치고 있는 선골, 미골 및 걸을 수 있는 운동을 주관하는 고관절의 기능을 도와주는 반사구로서 큰 효과를 기대할 수는 없다.

    방법

    압봉 또는 추봉의 측면을 적절히 이용하여 경추부터 흉추, 요추, 선골, 미골까지 밀어주고, 고관절 반사구는 뼈를 너무 세게 눌러서 통증이 생기거나 뼈에 손상이 없도록 가볍게 압봉으로 누르면서 천천히 밀어준다 (3회를 천천히 시행한다).

- **외측선(어깨, 팔꿈치, 슬관절, 외미골, 고관절)**

    운동작용을 주관하는 손과 발의 관절 부위의 기능을 도울 수 있는 반사구이다.

    방법

    내측선과 같은 방법으로 어깨부터 천천히 밀어주고, 고관절 부위도 내측선과 같다.

족궐음간경: 대돈, 태충, 곡천

- 대돈

- 태충

- 곡천
  무릎을 완전히 굴절시킨 상태에서 함몰된 제일 상부 부위.

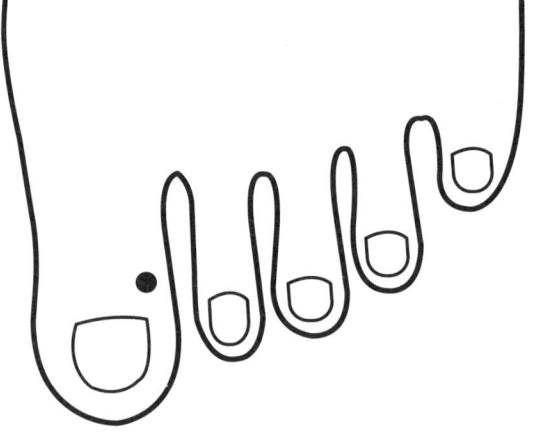
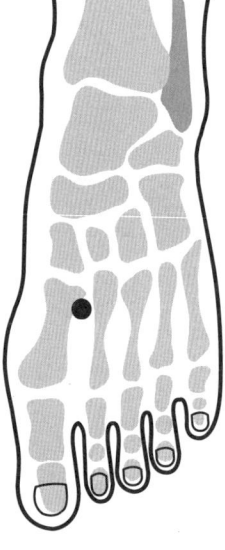
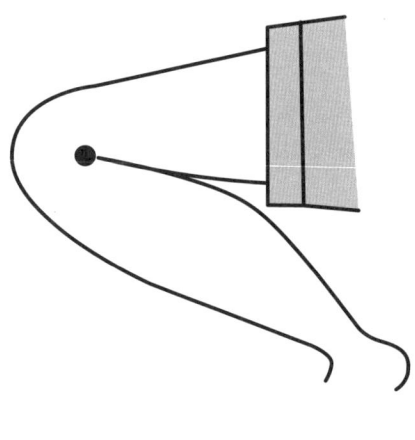

<u>족궐음간경, 족소양담경</u>

• 족궐음간경(대돈, 태충, 곡천)

28곳의 경혈이 있으며, 그 중에서 발에 분포된 경혈은 16곳이 있다. 족궐음 간경의 순행은 발가락에서 시작하여 가슴과 얼굴로 들어간다.

대돈
    주적응증: 생식계통의 질환, 유정, 유뇨, 구급소생(졸도, 협심증 등).
    부적응증: 눈병, 당뇨병, 변비.
태충
    주적응증: 어지러움, 생리불순, 두통, 족관절통, 고혈압.
    부적응증: 비뇨생식기 질환, 불면증, 유선염, 장염, 장출혈, 신장염, 흉협통, 요통, 변비, 간장질환, 위장질환.
곡천
    주적응증: 성욕감퇴, 유정, 전립선염, 방광염, 슬관절통, 현기증.
    부적응증: 신경쇠약, 하복통, 장염, 심계항진, 이질, 슬관절염, 장염, 정신 분열증, 비뇨계 질환.

족소양담경: 양릉천, 족임읍, 족규음

• 양릉천

양릉천(합혈)

• 족임읍

• 족규음

• 족소양담경(양릉천, 족임읍, 족규음)

순행경로는 안면부에서 시작하여 담과 발가락으로 들어가며, 족소양담경의 경혈은 44곳이며, 그 중에서 발에 분포된 경혈은 24곳이 있다.

※참고
경혈은 인체의 좌우측에 대칭하여 같은 위치에 존재하기 때문에 여기에서는 좌우 합친 숫자이다. 발에 분포된 24곳의 경혈 중에서 임상효과가 높은 3곳(좌우측 발을 합치면 6곳)을 선정하였다.

양릉천
  주적응증: 안면부종 및 신경마비, 반신불수, 담낭염, 늑막염, 냉대하.
  부적응증: 슬관절염, 흉협통, 요통, 좌골신경통, 하지마비, 고혈압.

족임읍
  주적응증: 눈병, 족배통, 위통, 유선염, 하지통증, 담석통.
  부적응증: 생리불순, 늑간신경통, 요통, 임파선염, 족관절염, 심장통.

족규음
  주적응증: 눈병, 호흡기질환, 늑간 신경통.
  부적응증: 두통, 열병, 빈혈.

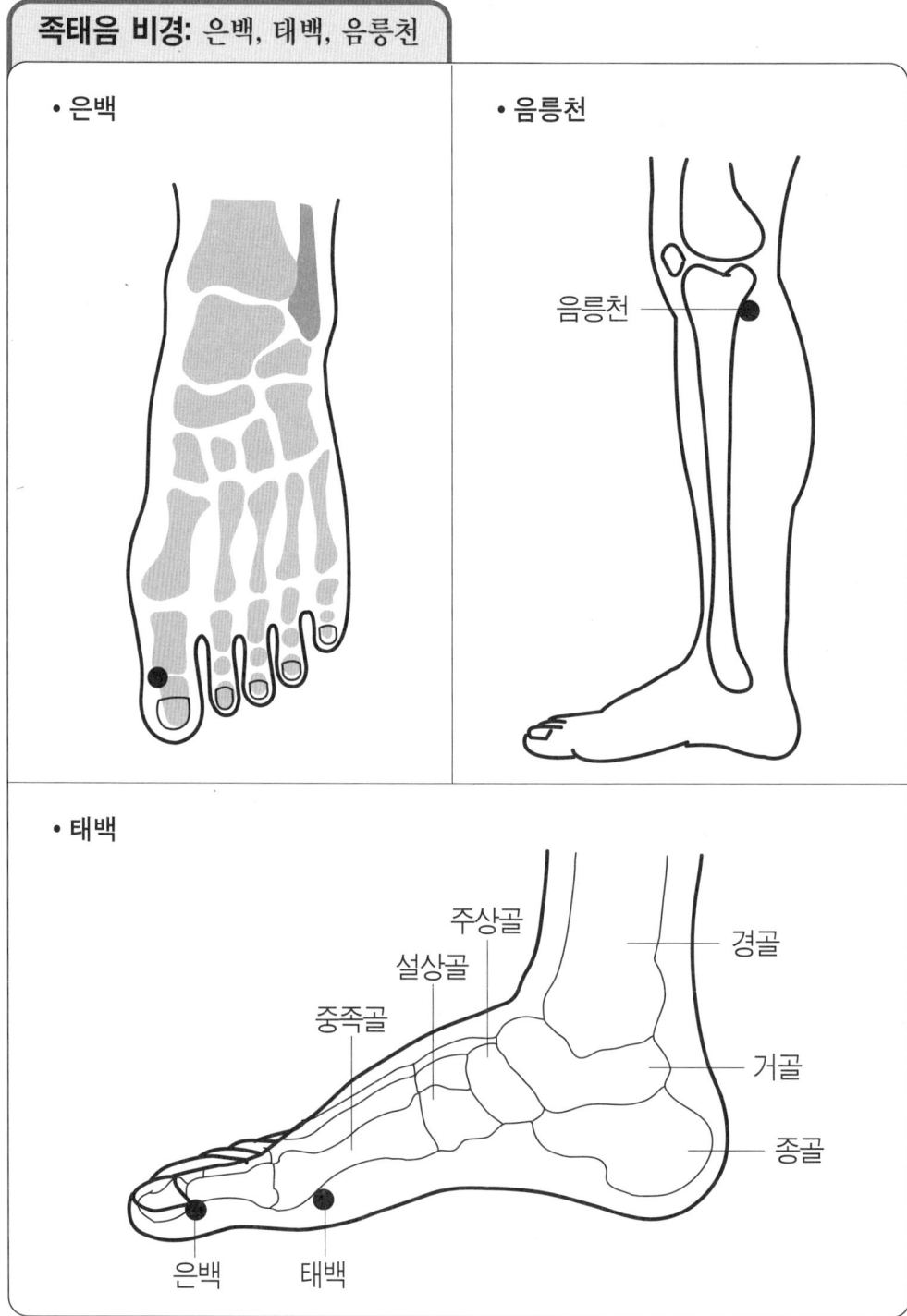

족태음비경, 족양명위경

• 족태음비경(은백, 태백, 음릉천)

족태음비경의 순행경로는 발가락에서 시작하여 비장과 심장으로 들어가며, 족태음비경의 경혈은 모두 42곳이 있으며, 그 중에서 18곳이 발에 분포되어 있다.

※참고
순행의 시작은 다른 경맥에서 이어져 나온 것이며, 들어간다는 것은 다른 경맥으로 들어간 것을 뜻한다.

은백
  주적응증: 소화불량, 위경련, 급성장염, 구토, 설사, 생리불순, 실신, 안구충혈 등.
  부적응증: 황달, 간장염, 담낭염, 항지가 냉할 때.

태백
  주적응증: 위통, 복통, 토사, 설사, 장염, 변비, 소화불량.
  부적응증: 신경쇠약, 히스테리, 불면증, 하지냉증, 신경통, 요통.

음릉천
  주적응증: 부인병, 비뇨기질환, 슬관절통, 하지마비, 소화계질환.
  부적응증: 갱년기질환, 고혈압.

족양명위경: 족삼리, 해계, 여태

- 족삼리

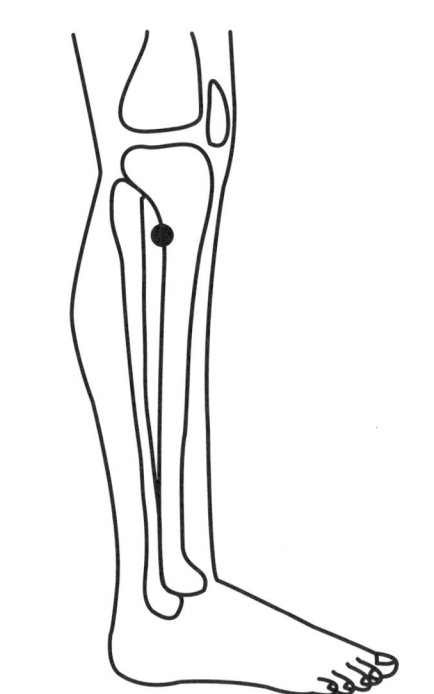

- 해계

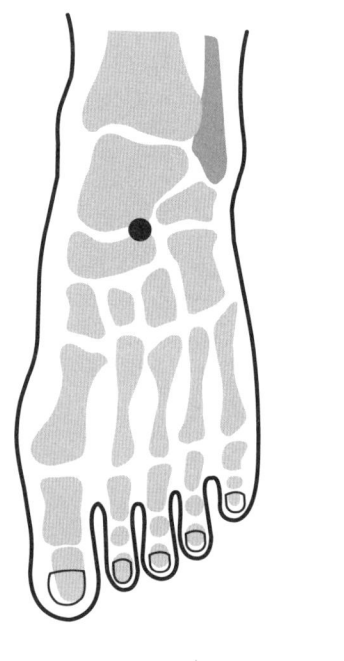

- 여태

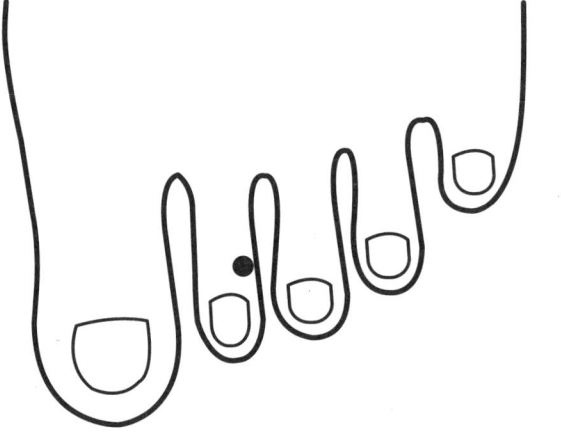

• 족양명위경(족삼리, 해계, 여태)

족양명위경의 순행경로는 안면부에서 위와 발가락으로 들어가며, 위경의 경혈은 전신에 90곳이나 분포되어 있는데, 발에는 24곳에 경혈이 있다.
인체질환의 대부분이 소화계통에서 발생하기 때문에 소화계의 중심역할을 하는 족양명위경을 중시 여겨야 한다.

족삼리
    주적응증: 급만성위염, 궤양성질환, 급만성장염, 일반적인 위장병, 심장질환, 쇼크, 신경쇠약, 반신불수, 고혈압, 동맥경화증.
    부적응증: 감기예방, 구강질환, 알르레기성 질환, 비뇨생식기 질환.

해계
    주적응증: 안면부종, 두통, 변비, 류머티즘, 뇌신경마비.
    부적응증: 눈병, 족관절염, 발이 저릴 때, 비장근 경련.

여태
    주적응증: 구완와사, 졸도, 히스테리, 신경쇠약, 간장질환, 편도선염, 소화불량, 빈혈, 식욕부진, 황달.
    부적응증: 당뇨병, 치통, 콧병, 열병, 꿈을 많이 꾸거나 불면증.

족관절 및 지절골 풀어주기

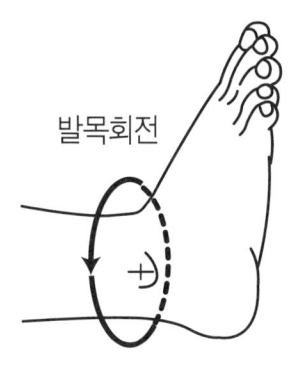
발목회전

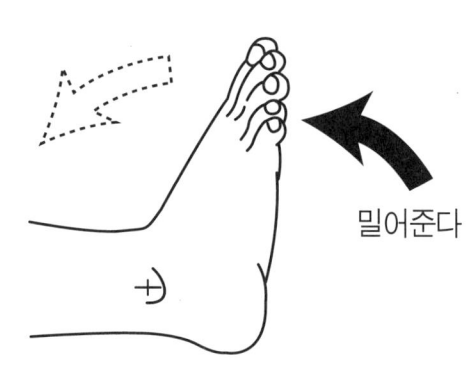
밀어준다

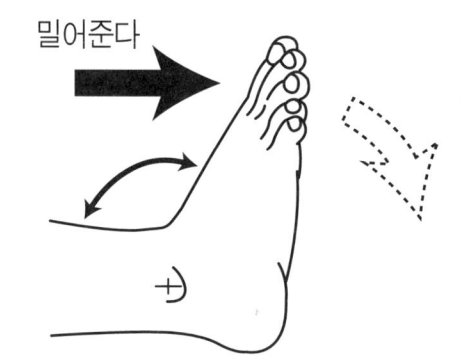
밀어준다

지절골
- 발가락 회전 한다.
- 발가락 사이 비벼준다.
- 발가락 사이 벌려준다.
- 발가락을 잡아당긴다.

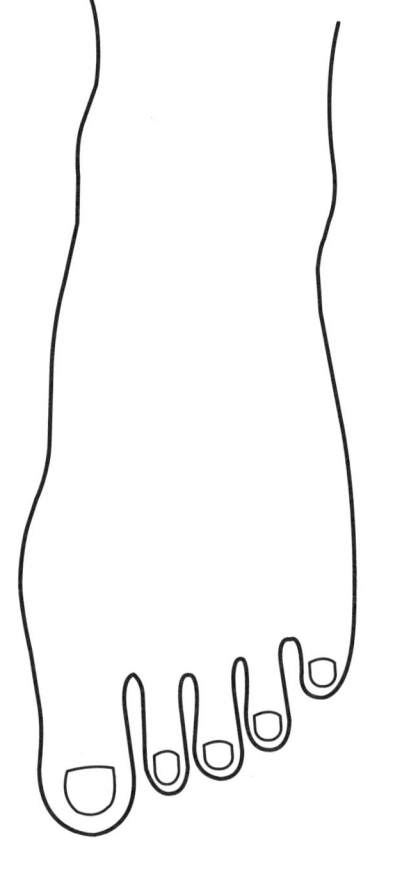

족관절 및 지절골 풀어주기

먼저 발 전체를 가볍게 문질러 주고 비벼준다.

• 족관절

한 손은 비복근을 잡고, 다른 한 손으로 발가락을 전부 잡고 천천히 편안하게 족관절을 회전시킨다.

역시 한 손은 아킬레스건 부근을 잡고 다른 한 손으로 발바닥의 발가락 부근을 밀어주어 아킬레스건이 늘어나는 듯이 한다.(너무 세게 하여 아킬레스건이 손상이되지 않도록 천천히 가볍게 3회 정도를 밀어준다).

한 손은 뒤꿈치를 잡고 다른 한 손으로 발의 배부를 눌러주어 십자인대가 약간 늘어나게 3회 정도 실시한다.

적응증

운동근육인 아킬레스건과 족관절에 있는 십자인대를 유연하게 해주고, 발바닥의 족저근막을 활성화시켜 준다.

• 지절골

발가락을 회전시키고, 발가락 사이를 추봉으로 비벼주거나 또는 사이를 벌여준다. 발가락 관절을 잡아당겨 이완시켜 주고 발을 비틀어 준다.

적응증

외반무지를 예방하고 모르톤씨병을 예방하며, 발가락의 질환을 예방 및 고장해소를 시켜주는 효과가 있다.

T자관리

양발의 내측을 동시에 눌러주어 지면에 닿을정도로 천천히 시행한다.

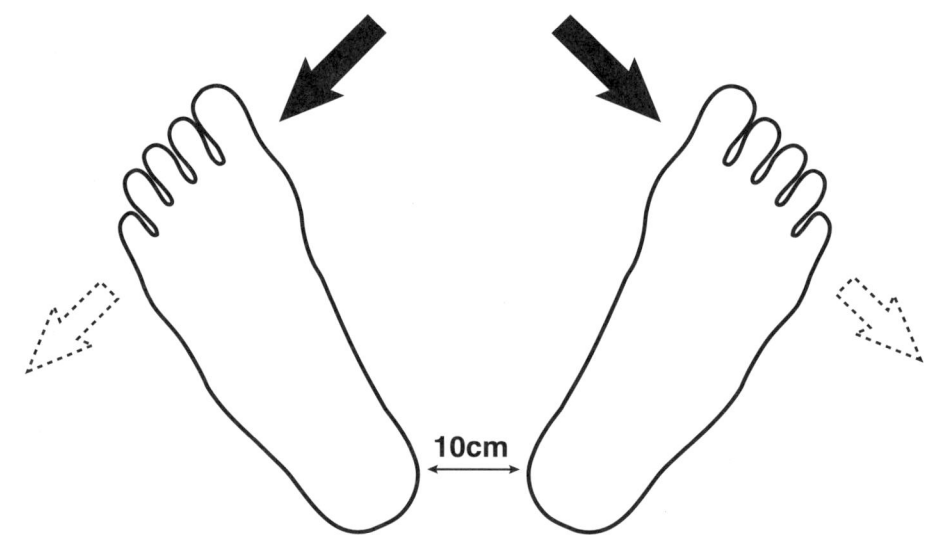

양발의 외측면을 동시에 눌러 지면에 닿을정도로 천천히 시행한다.

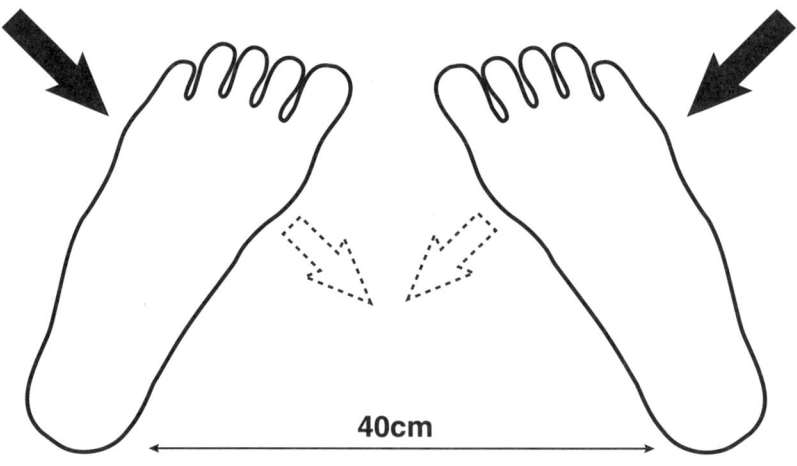

T자 교정(고관절 교정)

좌, 우측 발의 모든 기능관리가 끝난 상태에서 양발을 가볍게 문질러준 다음에 T자 교정으로 모든 발관리를 마무리한다.

※참고
몇 차례 당부를 하였지만, 다시 한번 기억할 내용은 발관리를 끝낸 즉시 온수를 마셔야 한다(온수는 많이 마실수록 좋으며, 잠시 휴식을 취한 후 활동하는 것이 바람직하다).

• T자 관리

하지의 골력을 균형 있게 맞추어 주는 관리로서, 특히 고관절 부위의 근육과 관절을 유연하게 해주고, 짝짝이 발에도 많은 효과를 준다.

복와위의 방식과는 반대로 먼저 양쪽 발을 10cm 정도 떼어놓고 발 내측면을 천천히 눌러서 지면에 닿게 한다. 3회 정도 실시한다. 다음은 양쪽 발을 40cm 정도 벌려 놓고 발의 외측면을 눌러서 지면에 닿게 하는 방식을 천천히 3회 실시한다.

이제 모든 발관리는 끝난 상태로서 발에 타올로 감싸고 부드럽게 크림을 닦으면서 가볍게 문질러 주는 것으로 마무리한다.

제 5 장
병 증상에 대응하는
발의 반사구

　질환에 대응하여 해당 반사구만 누르는 방법은 통증 및 급성질환일 경우에는 어느 정도 효과가 있지만, 만성적인 질환 및 대부분의 질환은 일시적으로 해소되었을 뿐이며, 시간이 흐르면 재발이 되거나 다른 신체 부위에 새로운 질환이 나타나는 것이다. 국소 시술로는 근본적인 질환을 제거할 수는 없는 것이다. 다시 한번 강조하지만 인체는 하나의 유기체로서 한 부분의 질환은 전신에 파급된다는 것을 잊어서는 안 된다. 질환이 발생하였을 경우에 해당 반사구를 먼저 누른 후에 전신의 반사구를 표준 발관리 순서대로 눌러주어야만 근본적인 질환 원인을 제거할 수 있는 것이다.
　또한 고대부터 전승되어 온 발관리의 근본은 자연철학을 기본으로 삼아 인체 내에 있는 자연 치유력을 회복시키는 방법이다. 자연철학이란 모든 우주만물은 한 부분의 균형이 깨어지면 모든 부분에 균형이 무너진다는 자연의 이치를 말한다.

　국소 반사구 발관리는 가벼운 질환 및 시간이 없는 경우에 시술하기 바라며, 한 부위을 계속해서 여러 번 눌러준다고 효과가 나는 것이 아니라는 사실을 기억하길 바란다. 예를 들어 위병이면 위의 반사구뿐만 아니라, 최소한 소화계통의 반사구 전부를 눌러주어야 어느 정도 효과가 있는 것이다.

발바닥 반사구 대응각도

| 외선 | 정중선 | 내선 | | 내선 | 정중선 | 외선 |

$\frac{1}{4}$

$\frac{1}{4}$

$\frac{1}{4}$

$\frac{1}{4}$

$\leftarrow\frac{1}{2}\rightarrow$ $\frac{1}{2}\rightarrow$ $\leftarrow\frac{1}{2}\rightarrow$ $\frac{1}{2}\rightarrow$

번호별 장기 명칭표

번호	명칭	번호	명칭	번호	명칭
1	신장	22	부신	43	서혜부
2	수뇨관	23	생식선	44	평형기관(귀)
3	방광	24	생식기	45	가슴(유방)
4	요도	25	뇌하수체	46	인후(성대)
5	폐, 기관지	26	소뇌	47	경추
6	심장	27	삼차신경	48	흉추
7	비장	28	전두동(이마)	49	요추
8	간	29	뇌	50	선골
9	담낭(쓸개)	30	코	51	내측 미골
10	위	31	눈	52	고관절
11	췌장	32	귀	53	어깨
12	십이지장	33	목	54	팔 관절
13	소장	34	갑상선	55	무릎 관절
14	회맹관	35	부 갑상선	56	외측 미골
15	맹장	36	승모근	57	비골근, 비신경
16	상행결장	37	아래턱	58	직장근, 경신경
17	횡행결장	38	위턱	59	늑골
18	하행결장	39	편도선	60	횡격막
19	직장	40	흉부 임파선	61	견갑골
20	항문	41	상반신 임파선		
21	복강신경총	42	하반신 임파선		

왼쪽 발바닥 대응 부위도

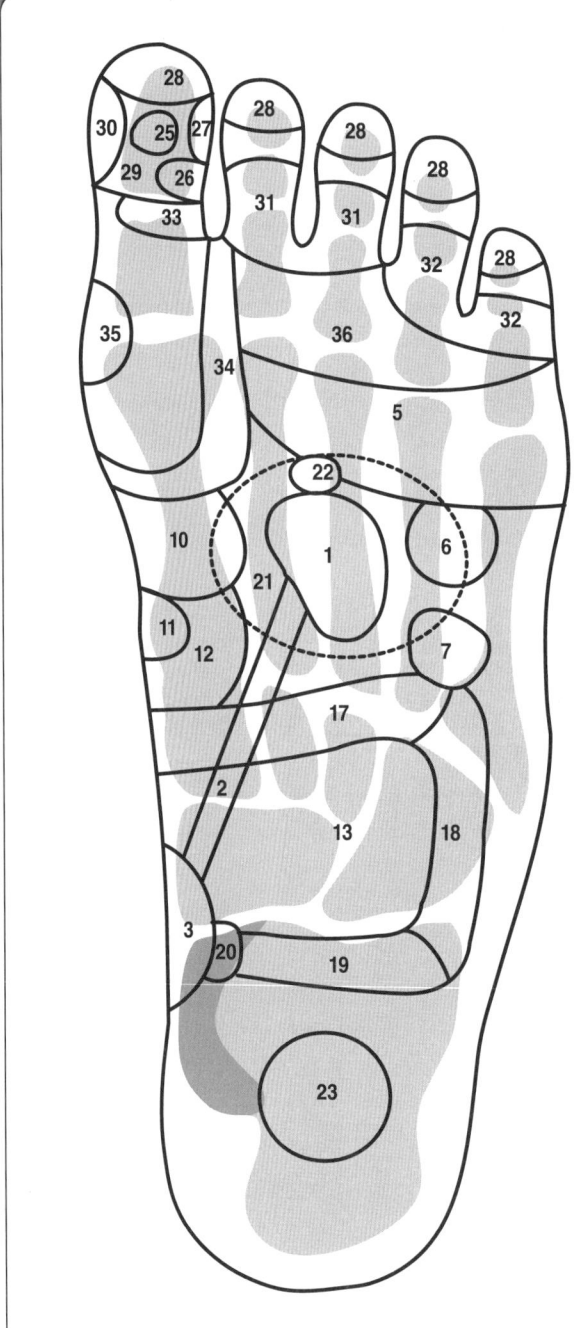

1. 신장
2. 수뇨관
3. 방광
5. 폐, 기관지
6. 심장
7. 비장
10. 위
11. 췌장
12. 십이지장
13. 소장
17. 횡행결장
18. 하행결장
19. 직장
20. 항문
21. 복강신경총
22. 부신
23. 생식선
25. 뇌하수체
26. 소뇌
27. 삼차신경
28. 전두동(이마)
29. 뇌
30. 코
31. 눈
32. 귀
33. 목
34. 갑상선
35. 부갑상선
36. 승모근

오른쪽 발바닥 대응 부위도

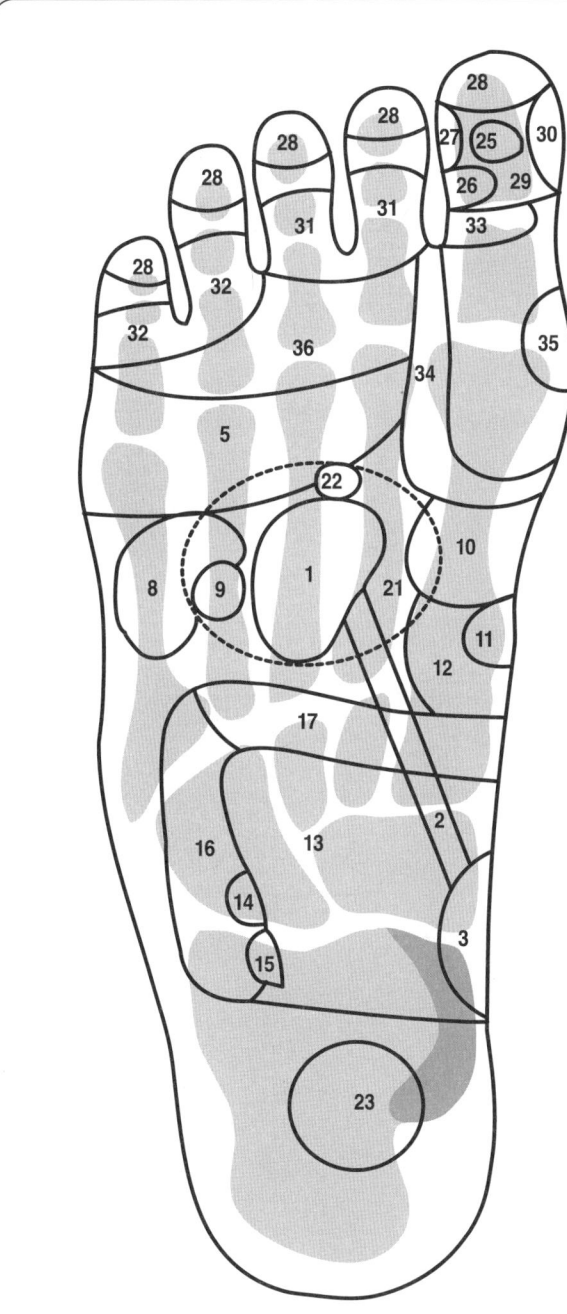

1. 신장
2. 수뇨관
3. 방광
5. 폐, 기관지
8. 간
9. 담낭(쓸개)
10. 위
11. 췌장
12. 십이지장
13. 소장
14. 회맹관
15. 맹장
16. 상행결장
17. 횡행결장
21. 복강신경총
22. 부신
23. 생식선
25. 뇌하수체
26. 소뇌
27. 삼차신경
28. 전두동(이마)
29. 뇌
30. 코
31. 눈
32. 귀
33. 목
34. 갑상선
35. 부갑상선
36. 승모근

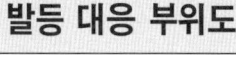

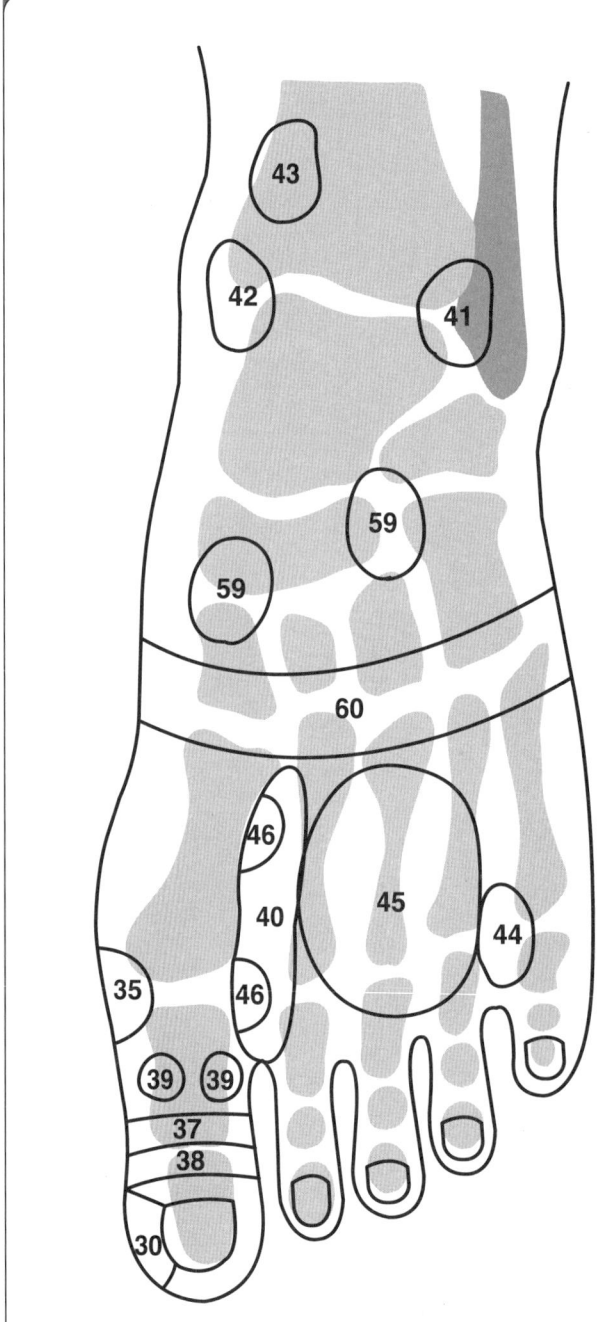

30. 코
35. 부갑상선
37. 아래턱
38. 위턱
39. 편도선
40. 흉부임파선
41. 상반신 임파선
42. 하반신 임파선
43. 서혜부
44. 평형기관(귀)
45. 가슴(유방)
46. 인후(성대)
59. 늑골
60. 횡경막

발 내외측 대응 부위도

발등과 중복된 반사구는 삭제 했음

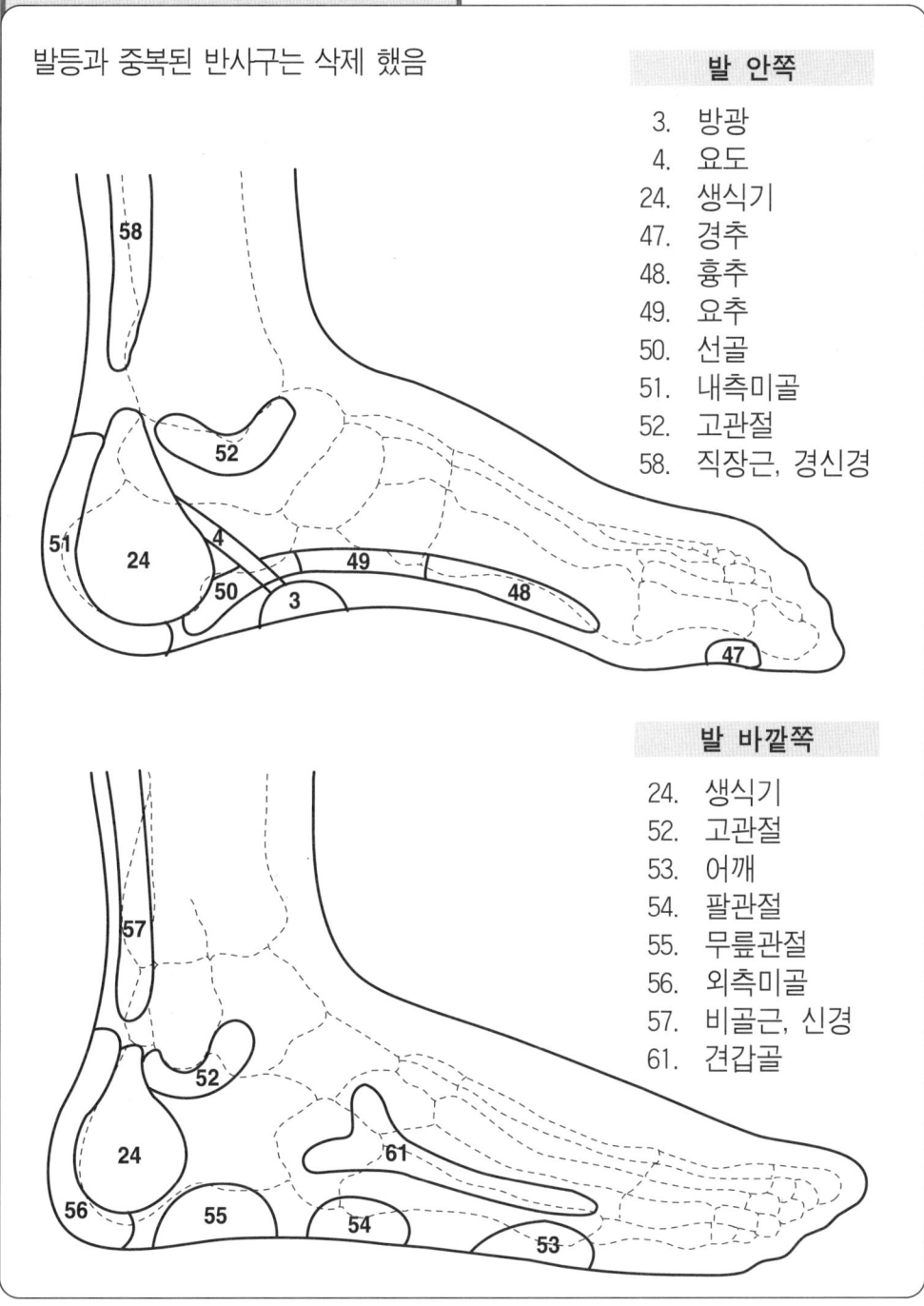

발 안쪽

- 3. 방광
- 4. 요도
- 24. 생식기
- 47. 경추
- 48. 흉추
- 49. 요추
- 50. 선골
- 51. 내측미골
- 52. 고관절
- 58. 직장근, 경신경

발 바깥쪽

- 24. 생식기
- 52. 고관절
- 53. 어깨
- 54. 팔관절
- 55. 무릎관절
- 56. 외측미골
- 57. 비골근, 신경
- 61. 견갑골

증상별 반사구 도면 일람표

도면상에 한쪽발의 반사구만 표기하였을 경우에도 시술시에는 양쪽발의 해당반사구를 눌러주어야 함

A	소화기계 계통
1	식욕부진
2	식 중독
3	신경성 소화질환
4	치통, 치염증
5	위통, 위궤양
6	위경련
7	위산 과다증
8	상복부 팽만감
9	하복부 팽만감
10	구취
11	미각 장애
12	십이지장 궤양
13	담낭염, 결석
14	간염, 황달
15	간(우측 늑골밑 통증)
16	간경변
17	만성피로 및 불안감
18	췌장염
19	만성 맹장염
20	장염
21	당뇨병
22	설사, 구토
23	변비증
24	직장염

25	치질
26	복부전체 팽만
B	비뇨 및 생식기 계통
27	신장병
28	부종
29	요실금, 야뇨증
30	배뇨곤란
31	방광염
32	신장결석
33	고환충혈
34	생식기 질환
35	임포텐츠
36	생리불순
37	자궁질환
38	불임증
39	난소염증, 낭종
40	불감증
41	여성의 질분비 질환
C	호흡계 및 순환계통
42	천식
43	인두염
44	기관지염
45	해소
46	유행성 감기
47	알레르기성 비염

증상별 반사구 도면 일람표

도면상에 한쪽발의 반사구만 표기하였을 경우에도 시술시에는 양쪽발의 해당반사구를 눌러주어야 함

48	인후통증, 인후질환		72	정신 불안증
49	폐염		73	두통
50	편도선염		74	신경통
51	재채기		75	신경쇠약
52	코골기		76	불면증
53	고혈압 및 저혈압		77	뇌손상 또는 척추통증
54	빈혈		78	경부통(뒷목 통증)
55	협심증		79	척추전만, 척추부상
56	동맥경화		80	좌골 신경통
57	임파선종		E	피부 및 관절
58	심장기능 장애		81	여드름
59	혈전		82	탈모
60	정맥류		83	습진
61	혈액순환 장애		84	건선
D	감각기관과 신경계통		85	피부발진
62	평형감각 기능장해		86	풍습성 관절통
63	귀에 통증, 이명		87	관절염, 관절통
64	중이염		89	고관절염
65	내이염		F	기타증상
66	청각장애		90	과민증
67	차멀미		91	발열
68	근시, 각종 눈병		92	화상
69	망막염			각종 암은 발 전체
70	백내장			사고시에 관련 반사구
71	치매증, 기억력 상실			

1. 식욕부진

10위 / 13소장 / 16, 17, 18, 19대장계 / 34갑상선

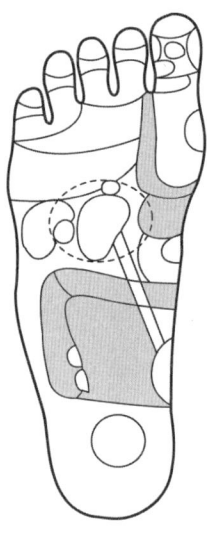
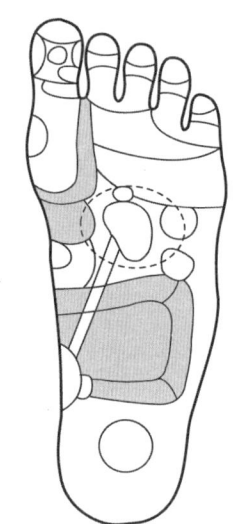

2. 식중독

10위 / 12십이지장 / 40, 41, 42임파계

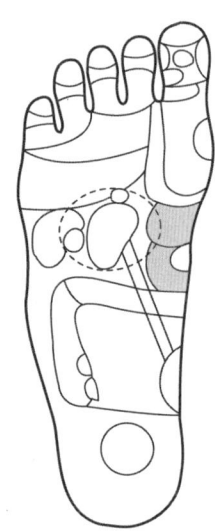
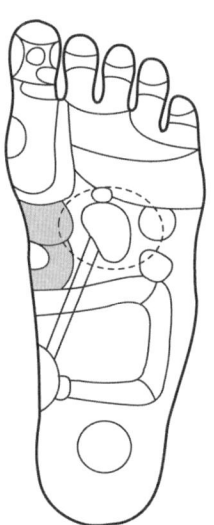
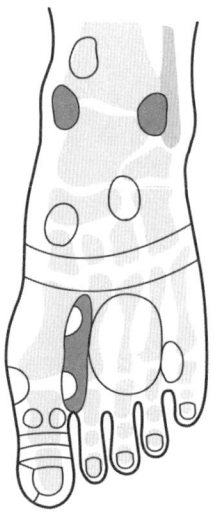

3. 신경성 소화

21복강신경총

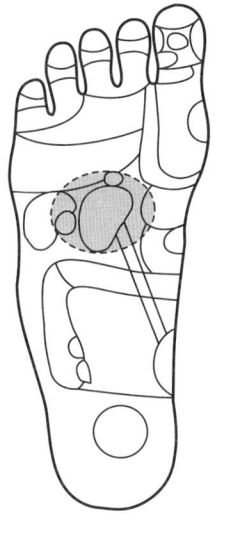
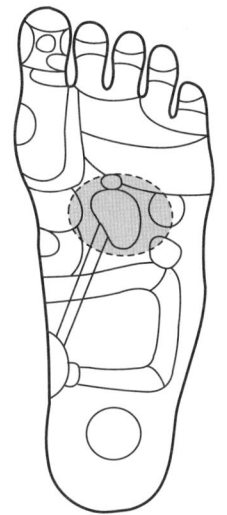

4. 치통, 치염

37아래턱 / 38위턱

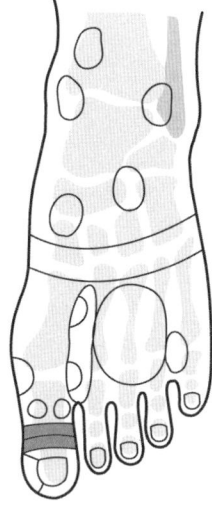

5. 위통, 위궤양

10위

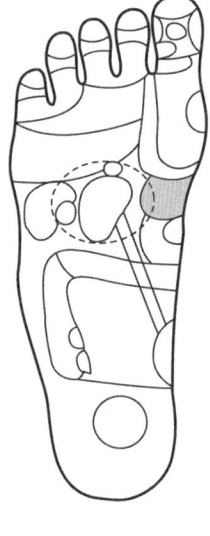
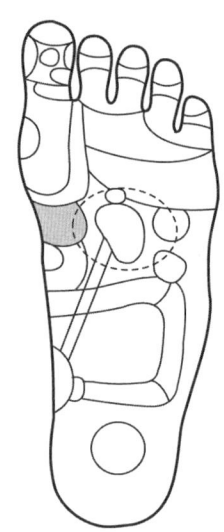

6. 위경련

10위 / 13소장 / 16, 17, 18, 19대장계

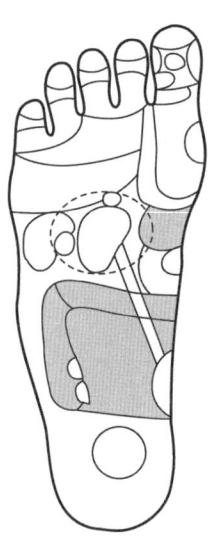
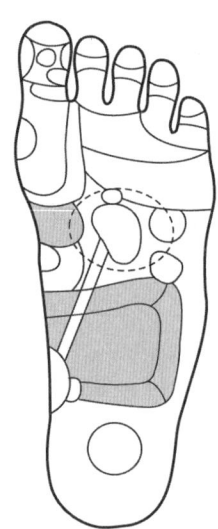

7. 위산과다

10위 / 21복강신경총

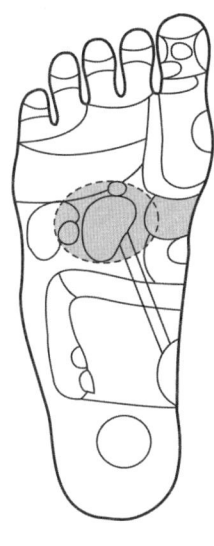
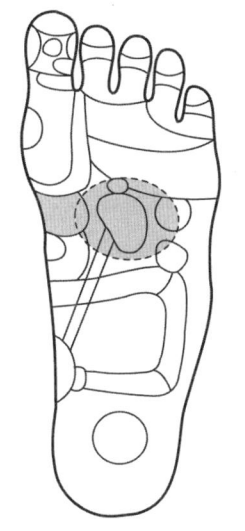

8. 상 복부 팽만

10위 / 12십이지장

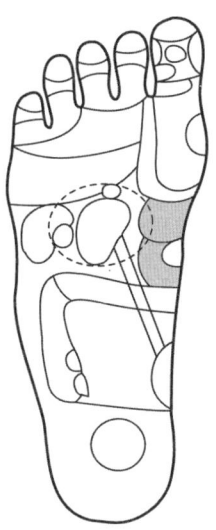
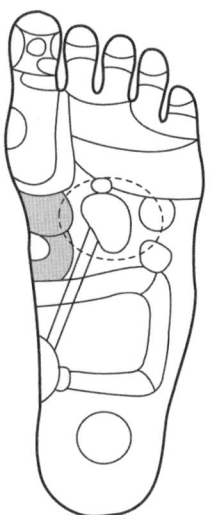

9. 하 복부 팽만

15맹장 (오른쪽 발바닥 반사구)

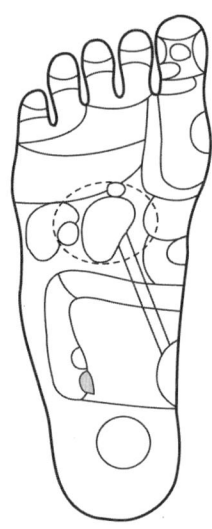

10. 구취

10위

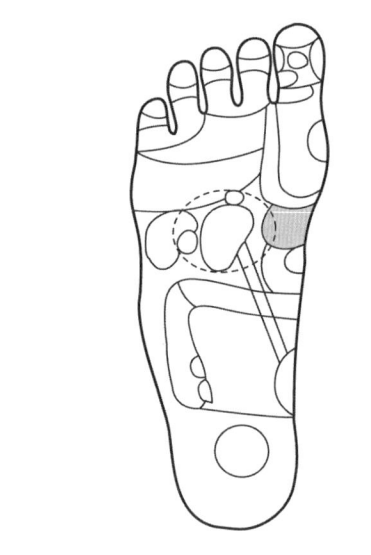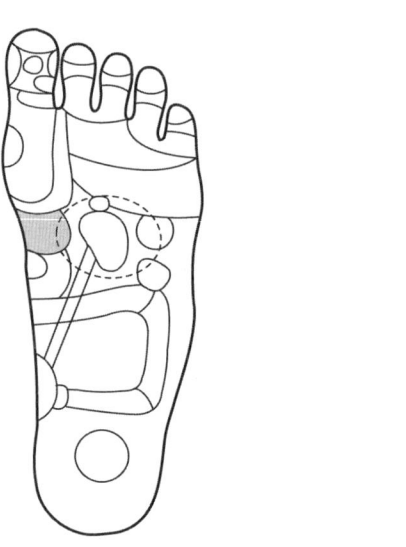

11. 미각 장애

29뇌 / 37아래턱 / 38위턱

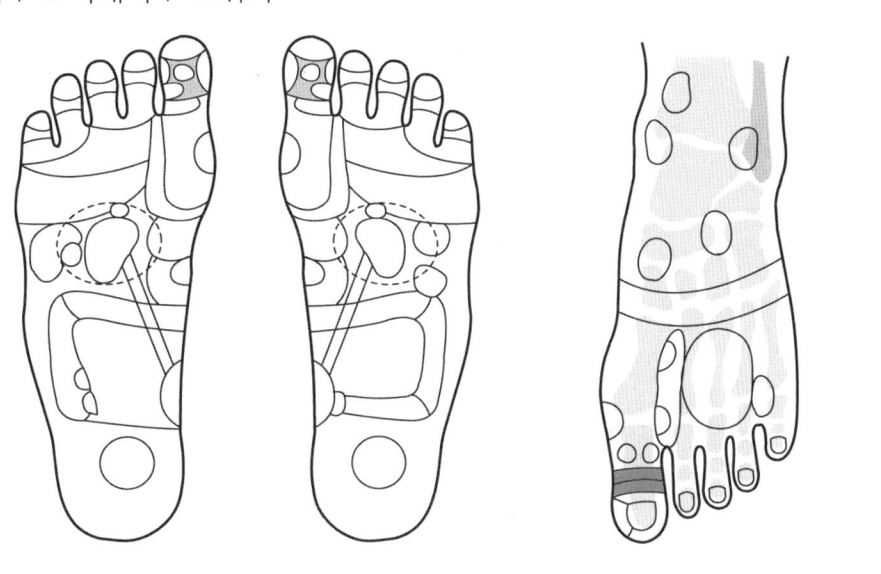

12. 십이지장 궤양

10위 / 12십이지장

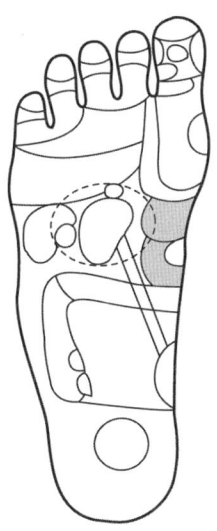
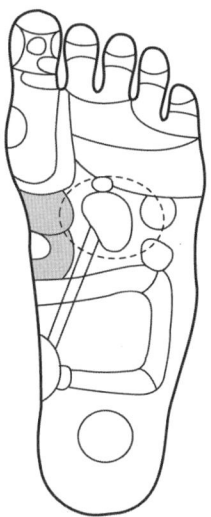

13. 담낭염, 담결석

8간 / 9담낭 / 12십이지장 / 40흉부 임파선

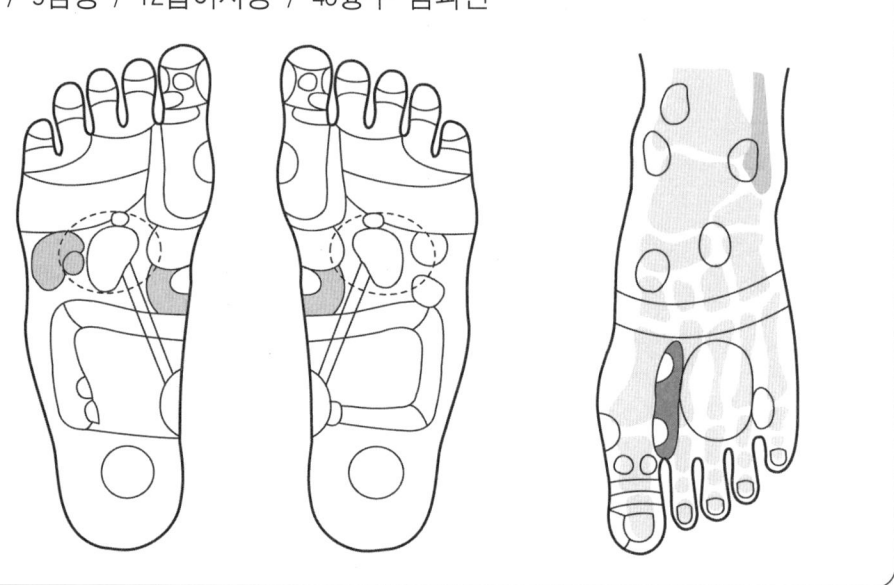

14. 간염, 황달

8간 / 9담낭 / 12십이지장 / 40, 41, 42임파계

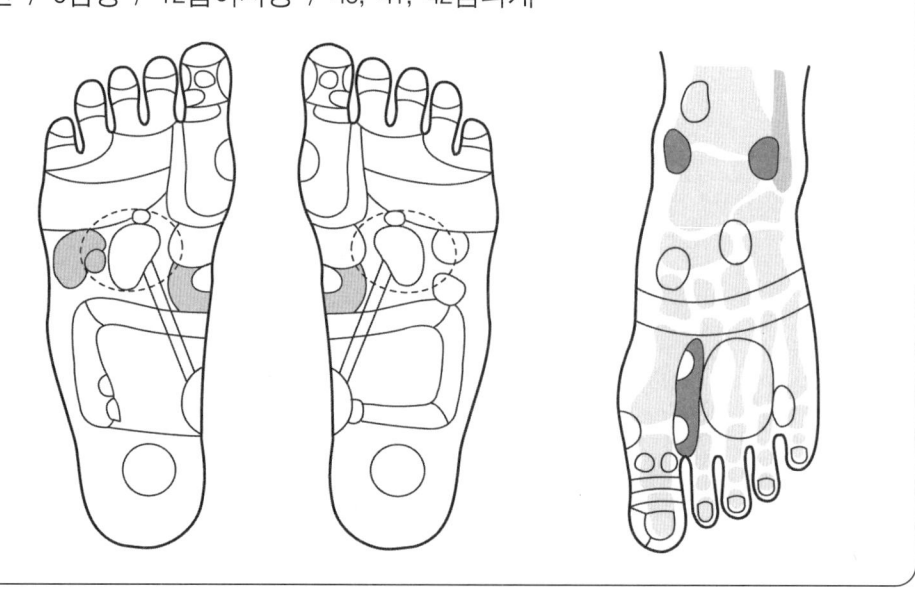

15. 간

8간

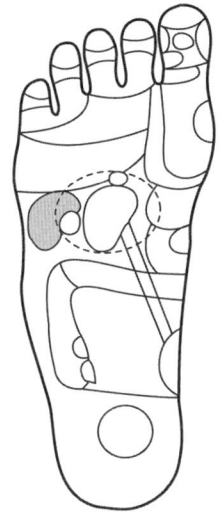

16. 간경변

8간 / 9담낭 / 12십이지장 / 40, 41, 42임파계

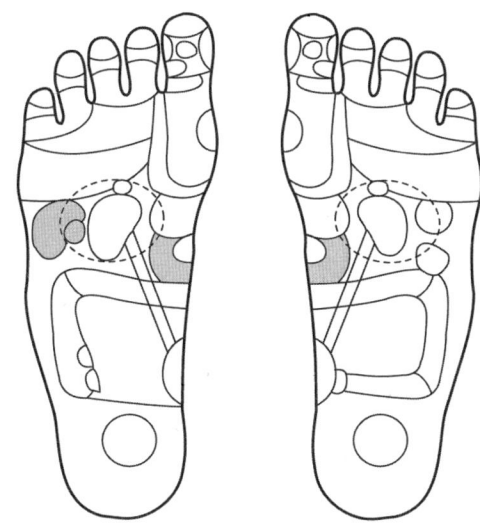
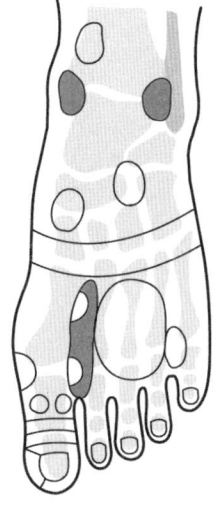

17. 만성피로, 불안

1, 2, 3비뇨계 / 33목 / 35부갑상선

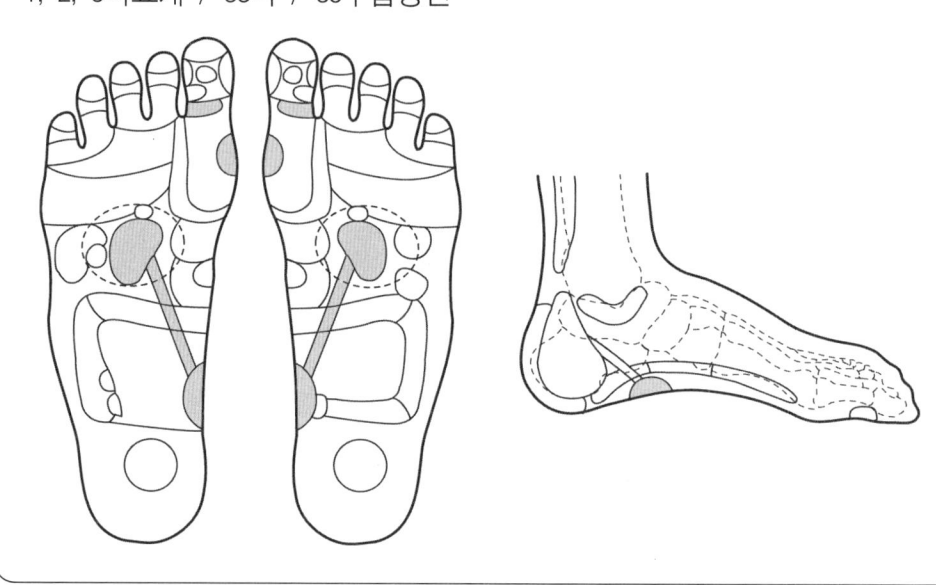

18. 췌장염

10위 / 11췌장 / 12십이지장

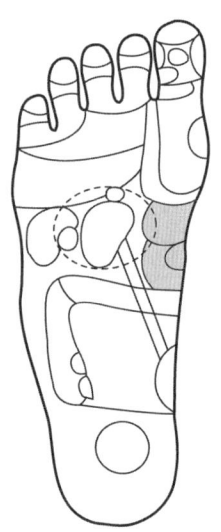
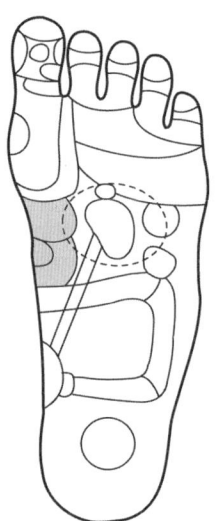

19. 만성맹장염

15맹장 / 40, 41, 42임파계

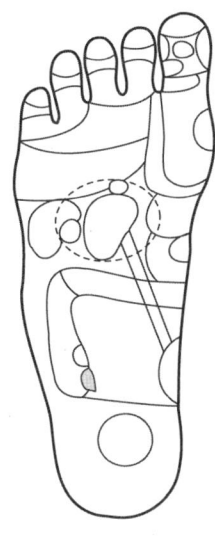
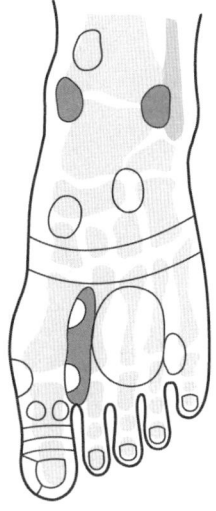

20. 장염

10, 12, 13, 16, 17, 18, 19소화, 대장계 / 40, 41, 42임파계

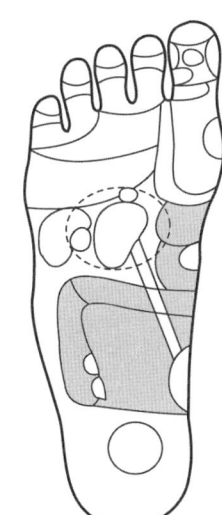
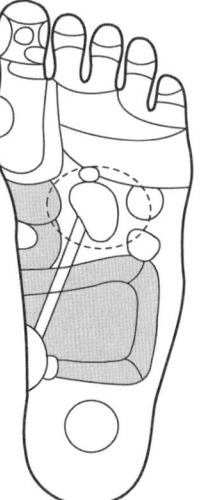
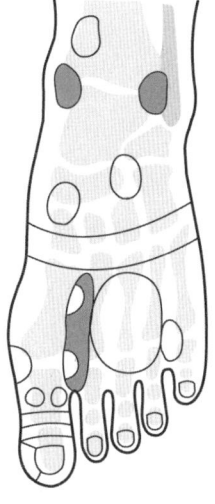

21. 당뇨병

10위 / 11췌장 / 12십이지장

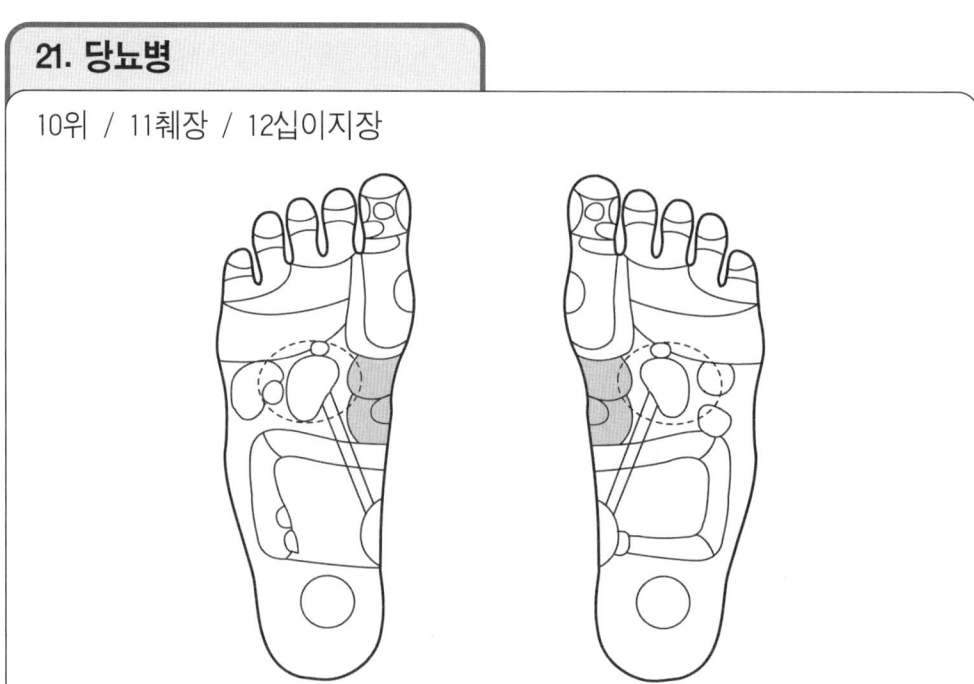

22. 설사, 구토

10위 / 40, 41, 42임파계

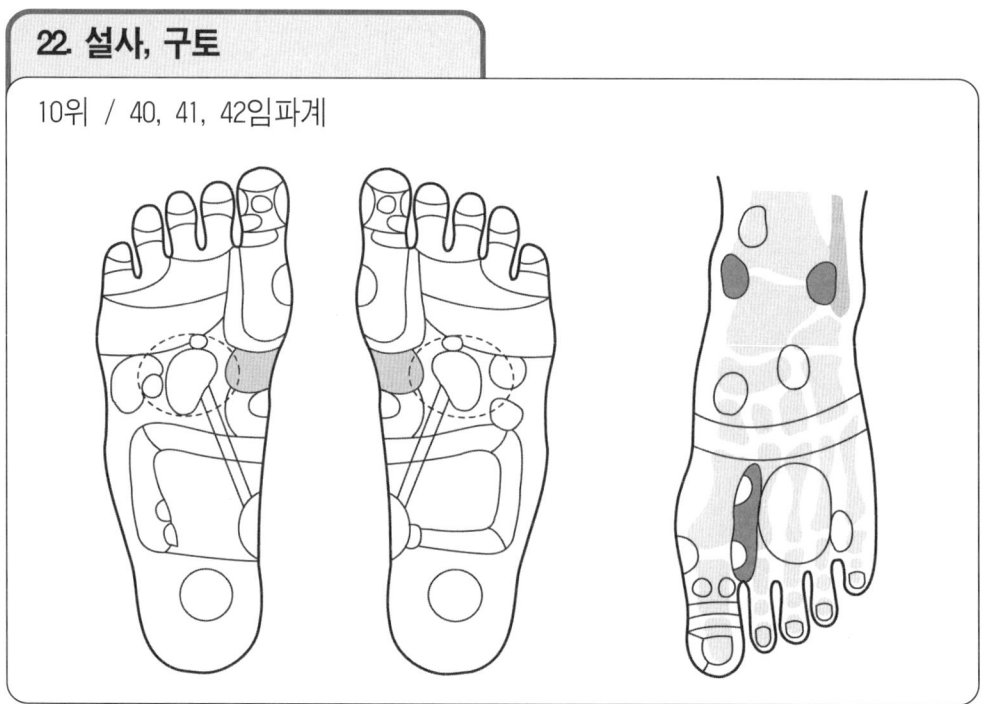

23. 변비증

10, 12, 13, 16, 17, 18, 19, 20, 21소화계

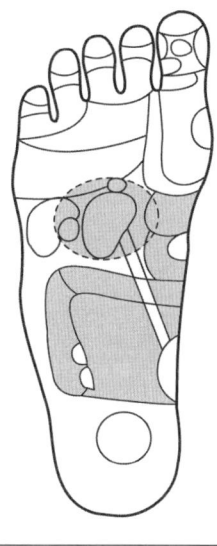
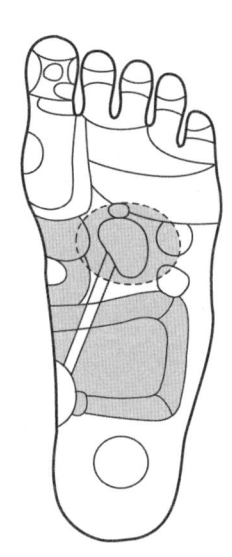

24. 직장염

19직장 / 58직장근, 경신경

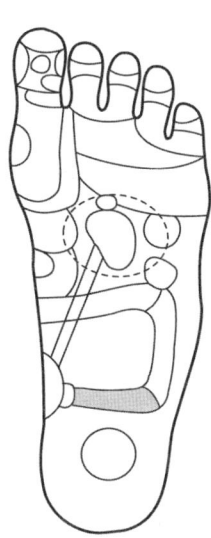
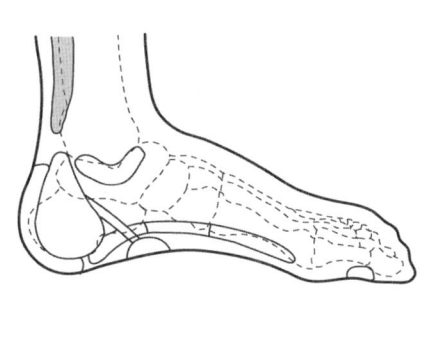

25. 치질

1, 2, 3비뇨계 / 19직장 / 22부신 / 58직장근

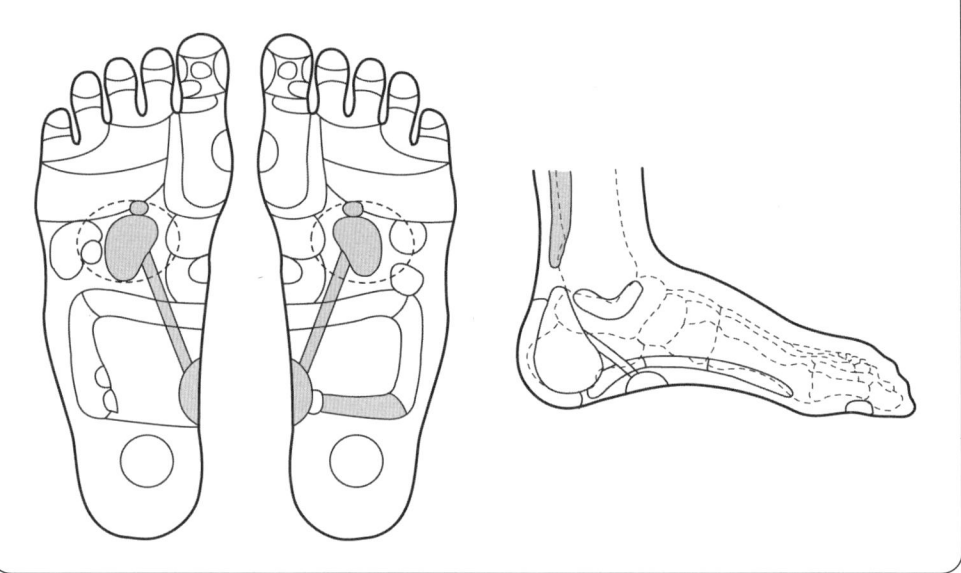

26. 복부 팽만

10위 / 12십이지장 / 15맹장

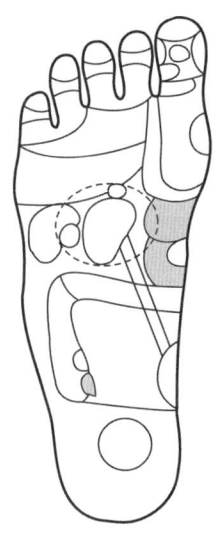
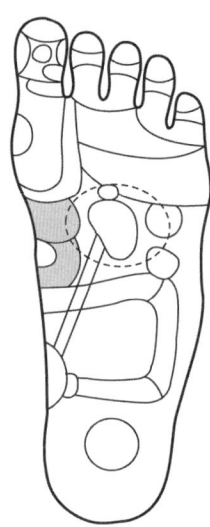

27. 신장병

1, 2, 3비뇨계 / 22부신 / 40, 41, 42임파계

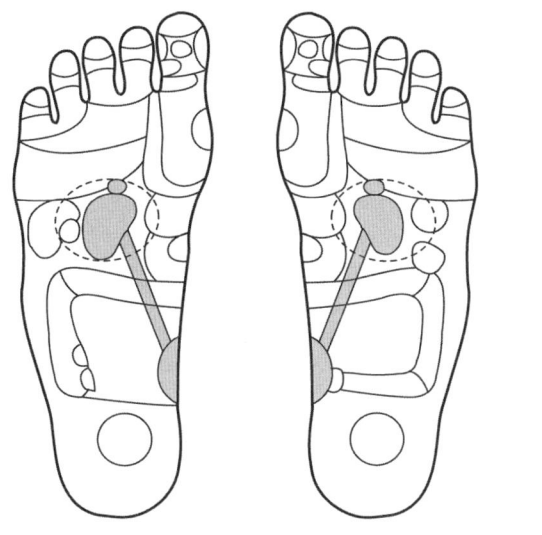
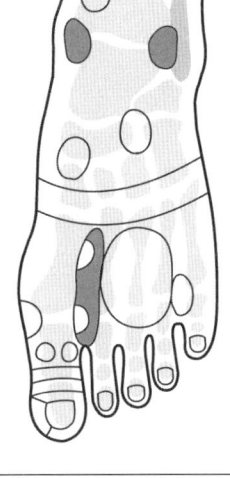

28. 부종

1, 2, 3비뇨계 / 6심장 / 22부신 / 40, 41, 42임파계

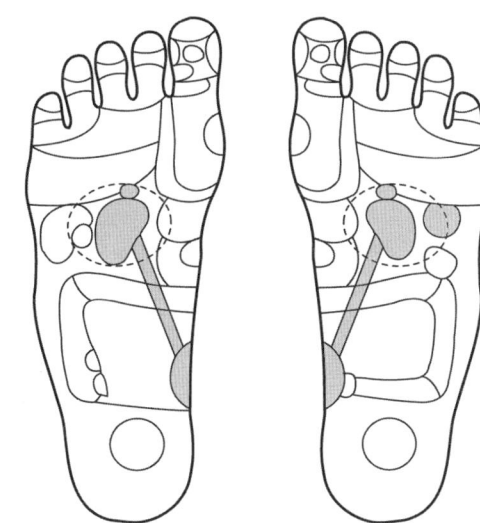
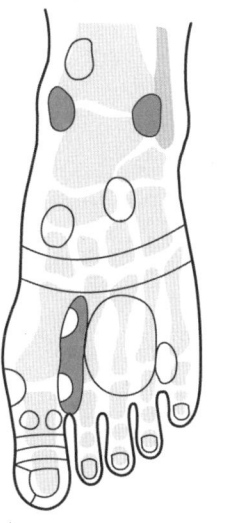

29. 요실금, 야뇨증

1, 2, 3비뇨계

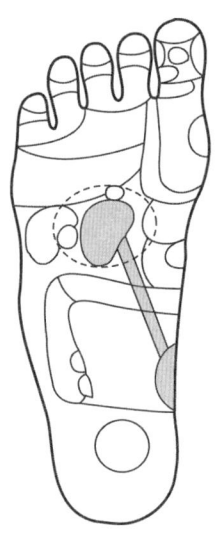
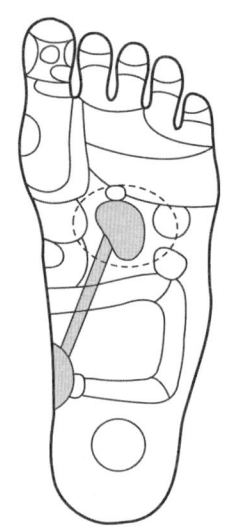

30. 배뇨 곤란

1, 2, 3, 4비뇨계통

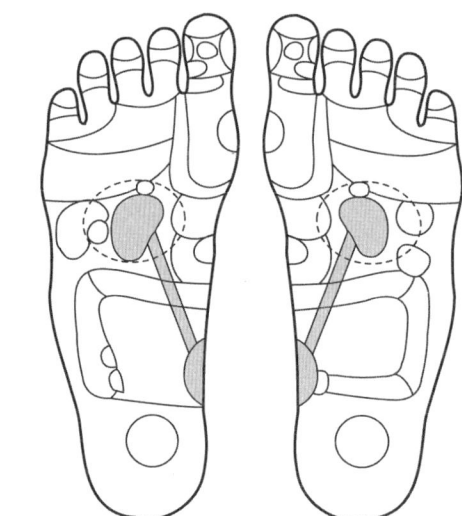
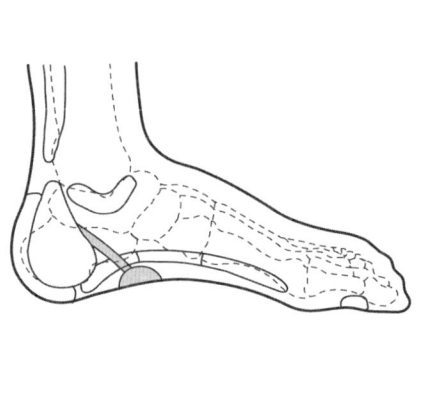

31. 방광염

1, 2, 3비뇨계 / 40, 41, 42임파계

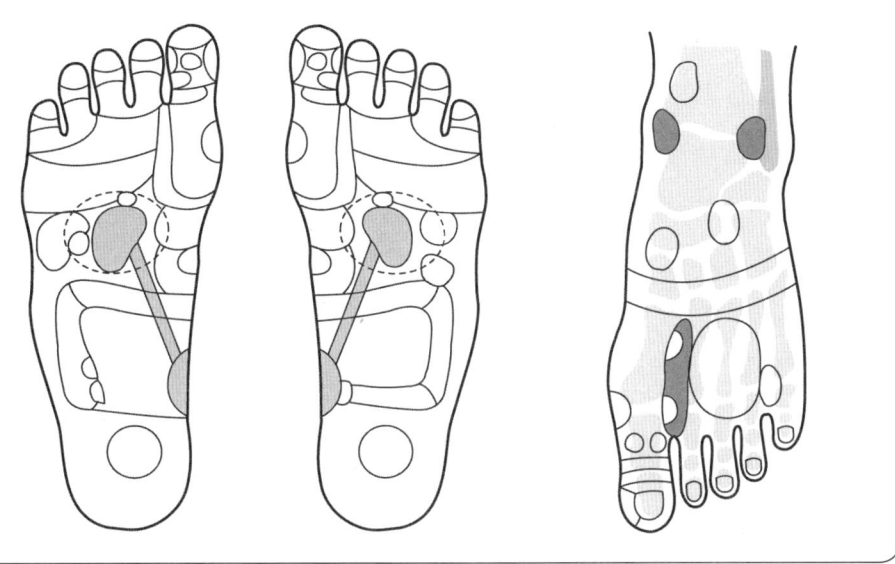

32. 신장결석

1, 2, 3비뇨계

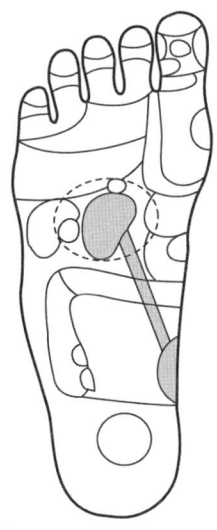 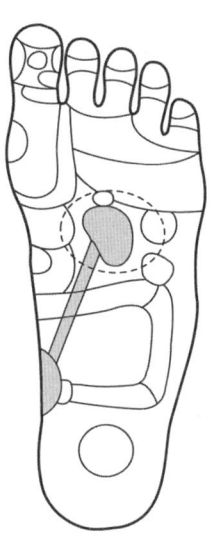

33. 고환충혈

23생식선 / 40,41,42임파계

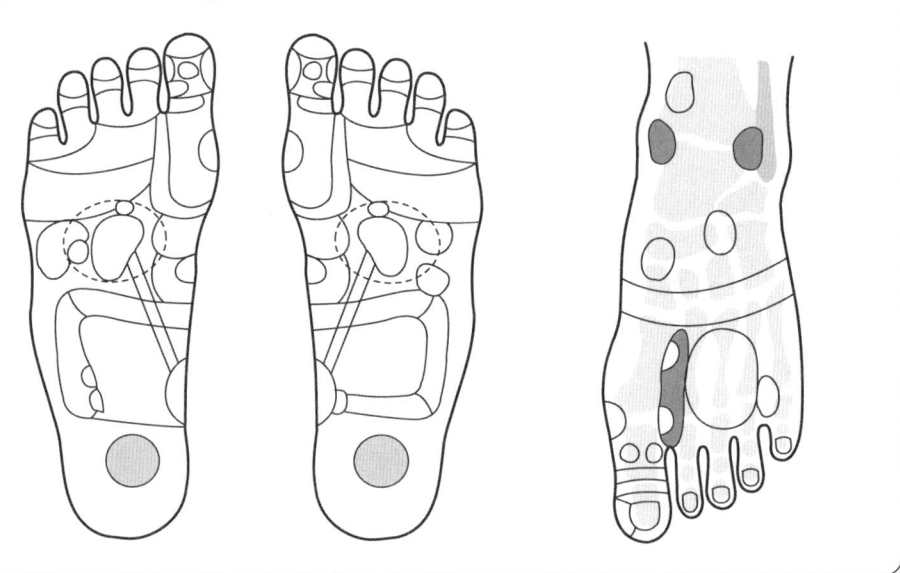

34. 생식기 질환

1, 2, 3비뇨계 / 23생식선

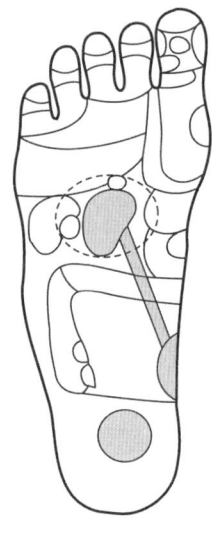 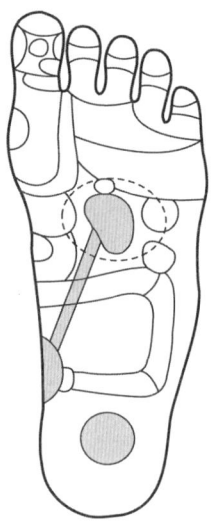

35. 임포텐츠

23생식선 / 25뇌하수체

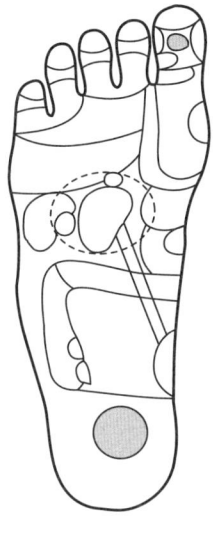
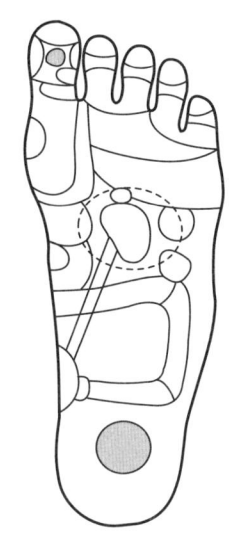

36. 생리불순

23생식선 / 24생식기

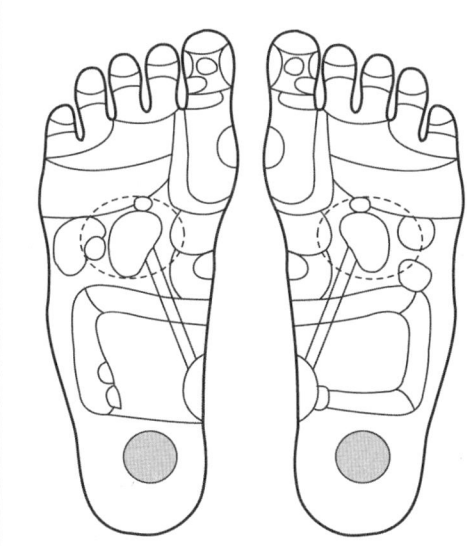
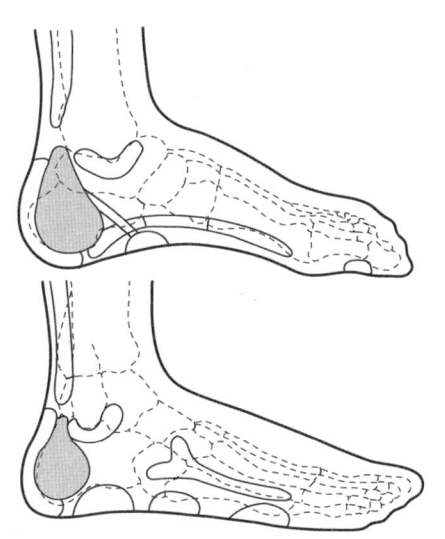

37. 자궁질환

23생식선 / 24생식기 / 25뇌하수체 / 40, 41, 42임파계

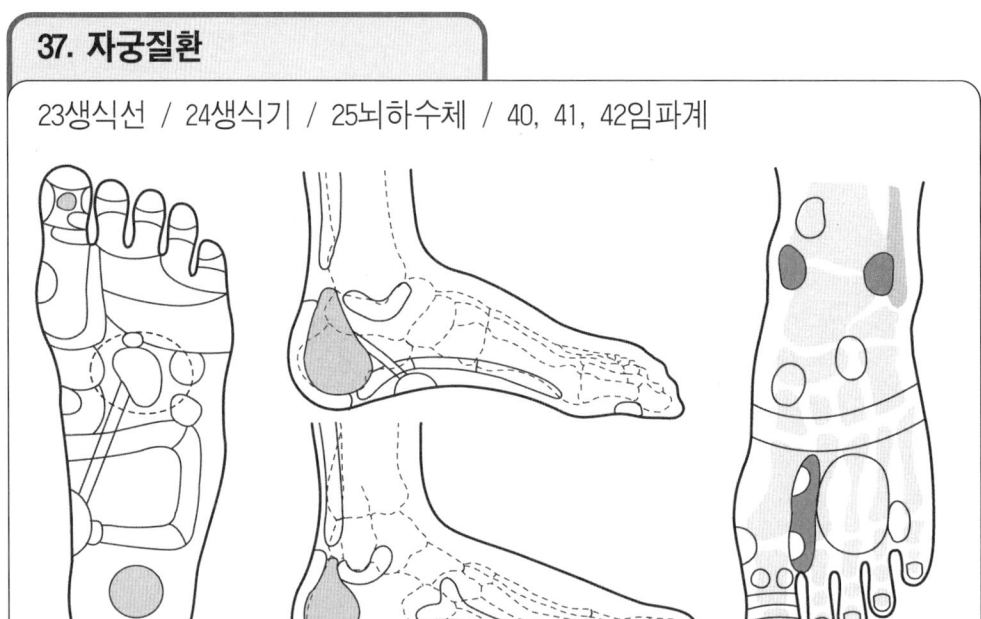

38. 불임증

23생식선 / 24생식기 / 25뇌하수체

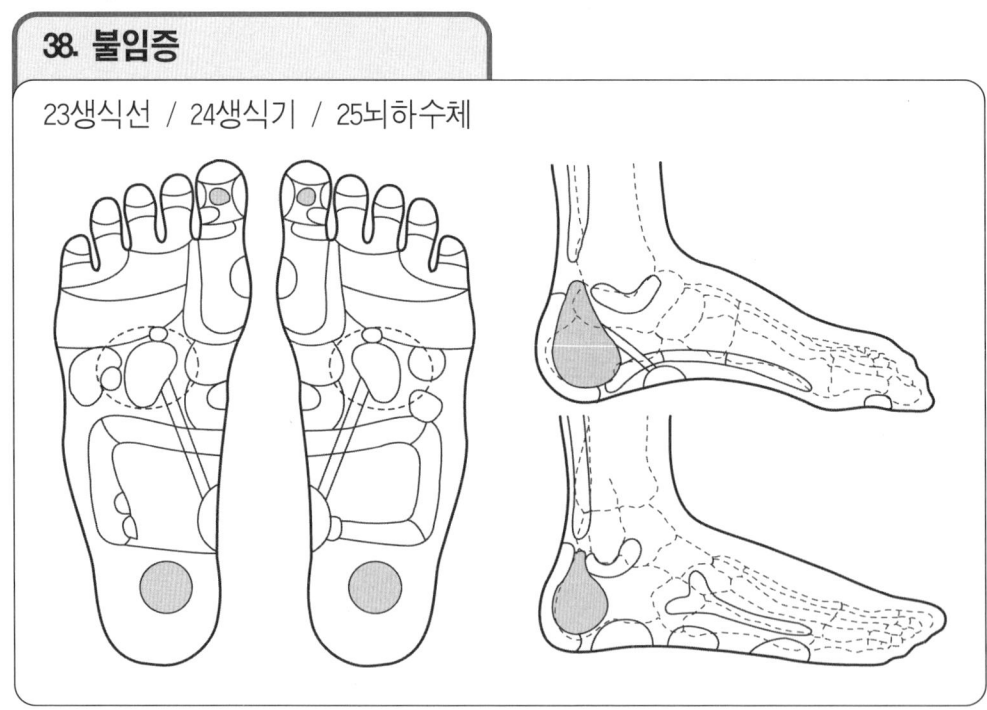

39. 난소염증, 낭종

23생식선 / 24생식기 / 35부갑상선 / 40, 41, 42임파계

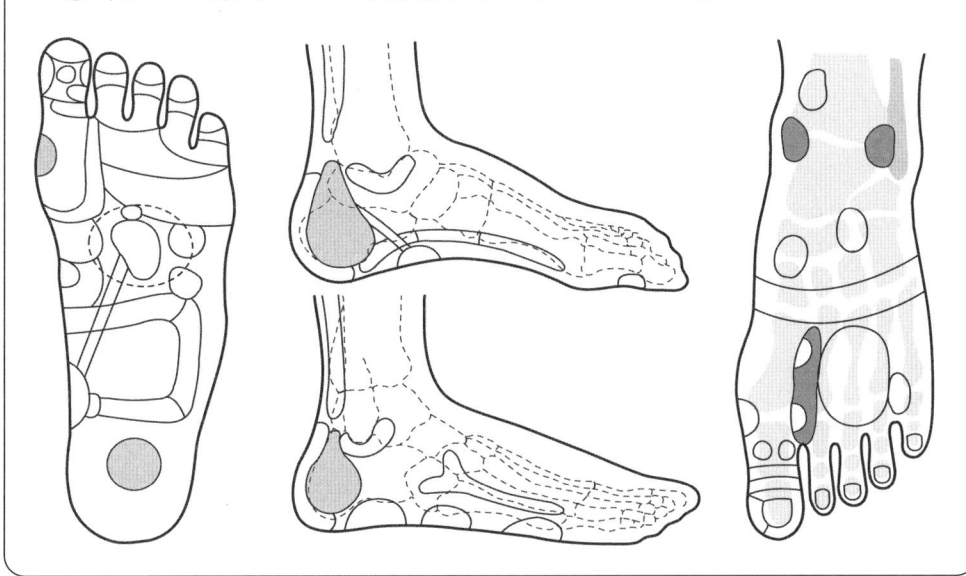

40. 불감증

23생식선 / 24생식기 / 25뇌하수체

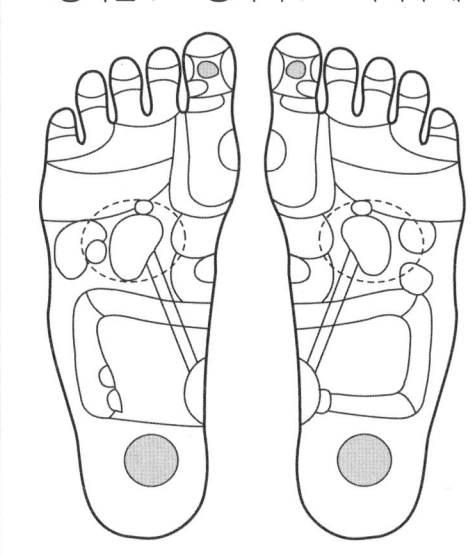
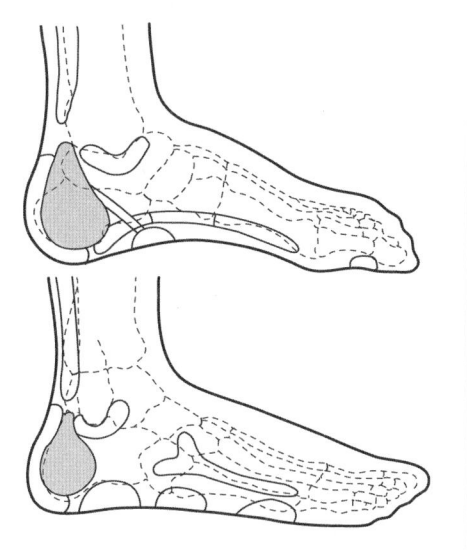

41. 여성 질분비

4요도 / 24생식기 / 40, 41, 42임파계

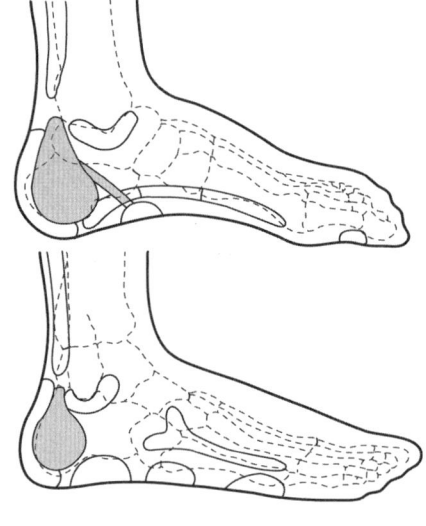
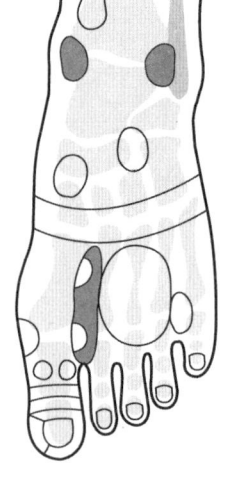

42. 천식

1, 2, 3비뇨계 / 5폐, 기관지

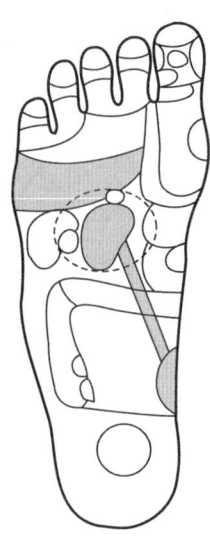
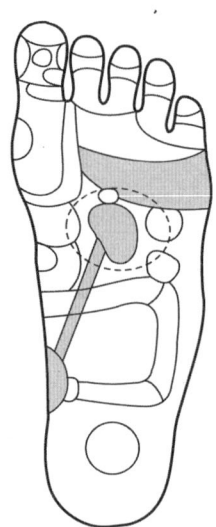

43. 인두염

39편도선 / 40, 41, 42임파계 / 46인후(성대)

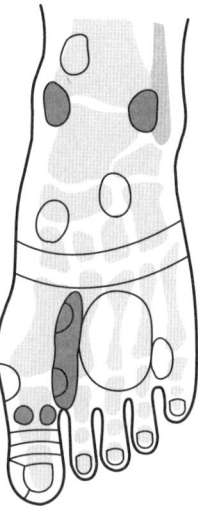

44. 기관지염

5폐, 기관지 / 6심장 / 29뇌 / 30코

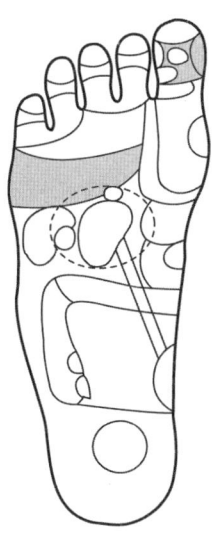 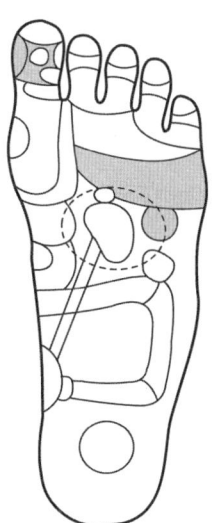

45. 해소

5폐, 기관지 / 40, 41, 42임파계

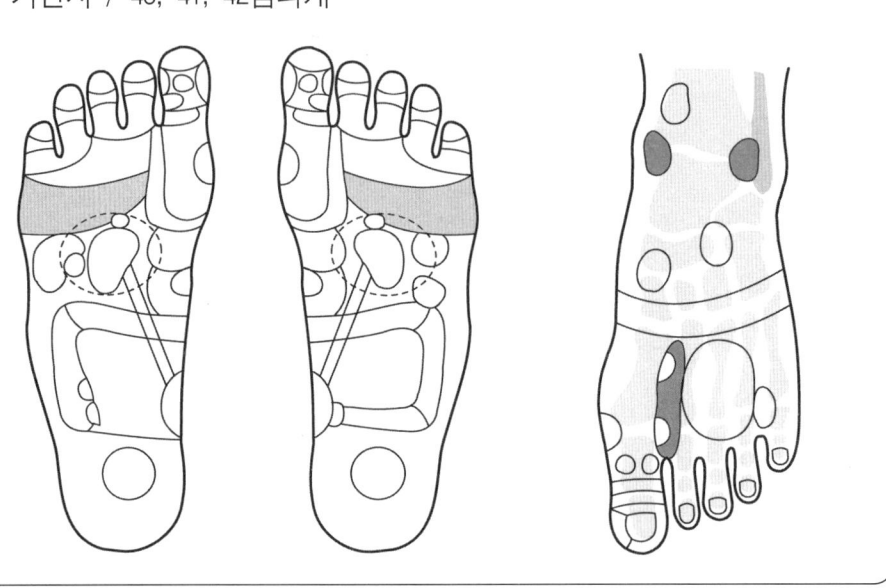

46. 유행성 감기

7비장 / 39편도선 / 40, 41, 42임파계

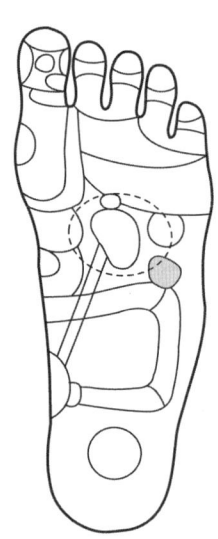
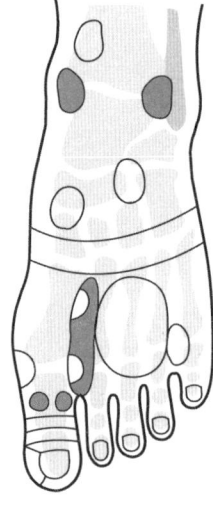

47. 알레르기성 비염

30코 / 45가슴(유방)

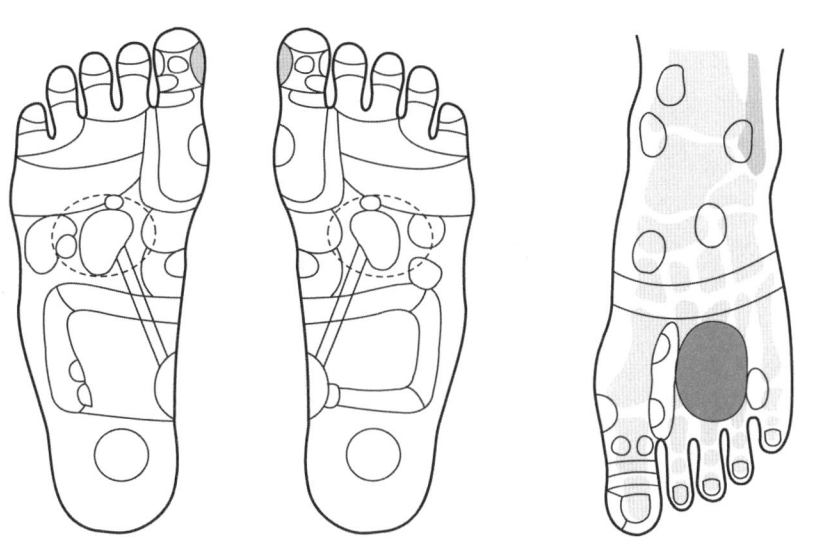

48. 인후

39편도선 / 40, 41, 42임파계 / 46인후(성대)

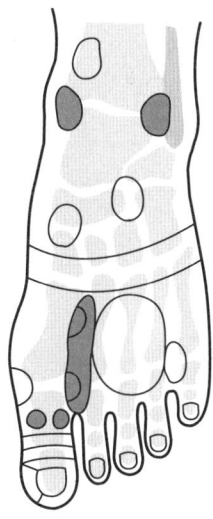

49. 폐염

5폐, 기관지 / 22부신 / 35부갑상선 / 40, 41, 42임파계

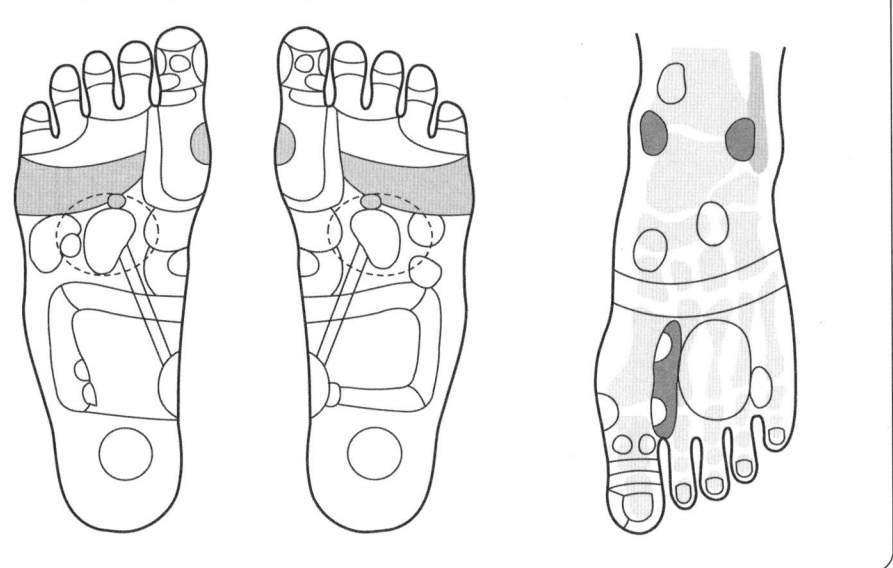

50. 편도선염

39편도선 / 40, 41, 42임파계

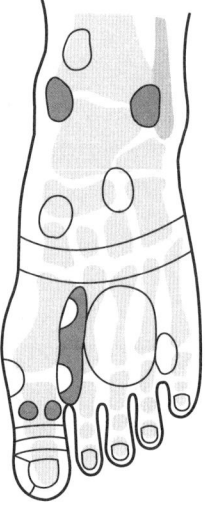

51. 재채기

5폐, 기관지 / 30코 / 40, 41, 42임파계

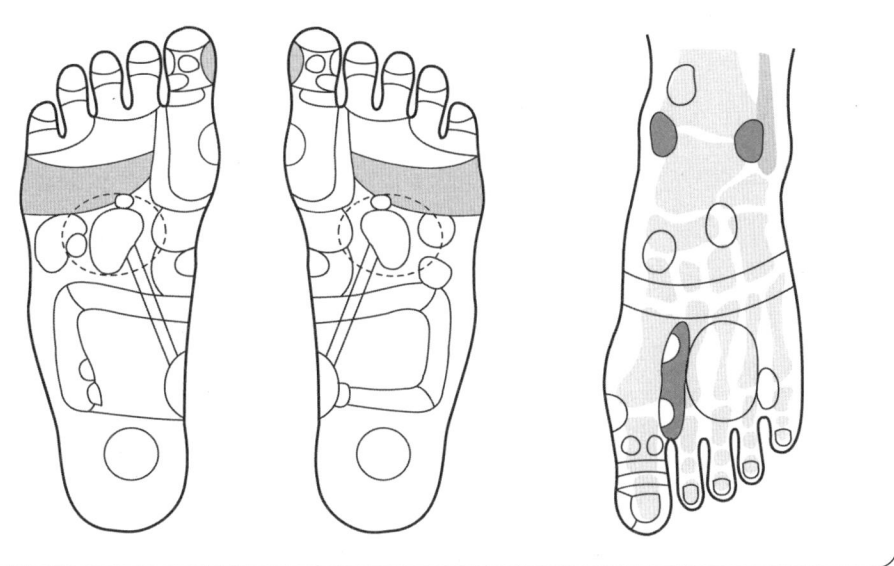

52. 코골이

38위턱 / 39편도선

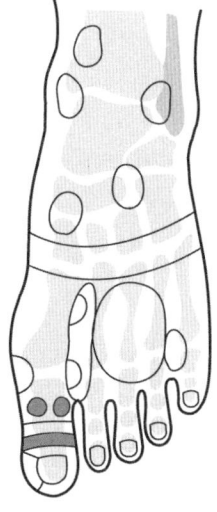

53. 고, 저혈압

1, 2, 3비뇨계 / 7비장 / 29뇌 / 44평형기관

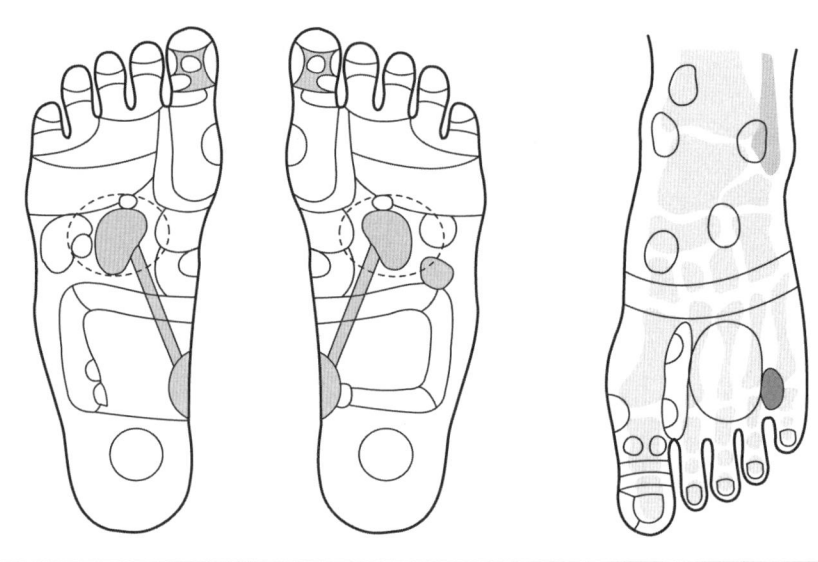

54. 빈혈

7비장

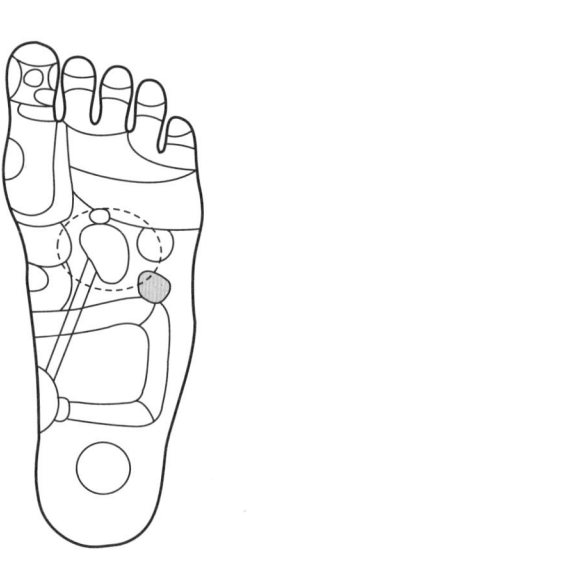

55. 협심증

1, 2, 3비뇨계 / 22부신

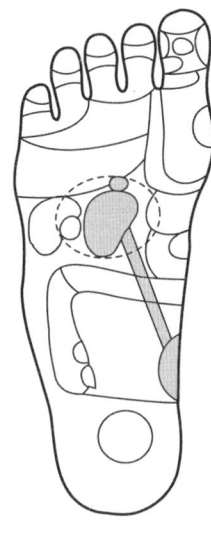 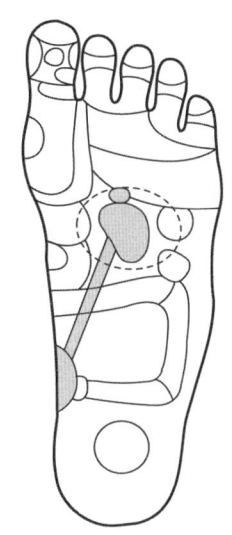

56. 동맥경화

1, 2, 3비뇨계 / 6심장 / 10위 / 22부신

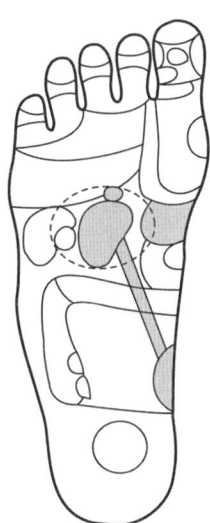 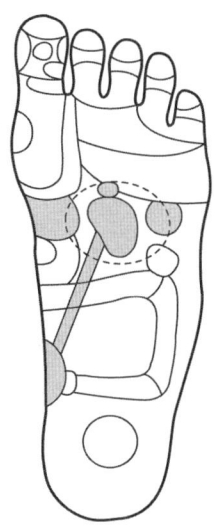

57. 임파선종

40, 41, 42임파계

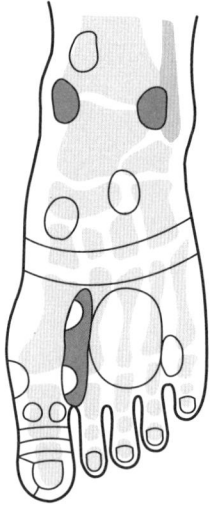

58. 심장기능 장애

7비장 / 22부신 / 40, 41, 42임파계

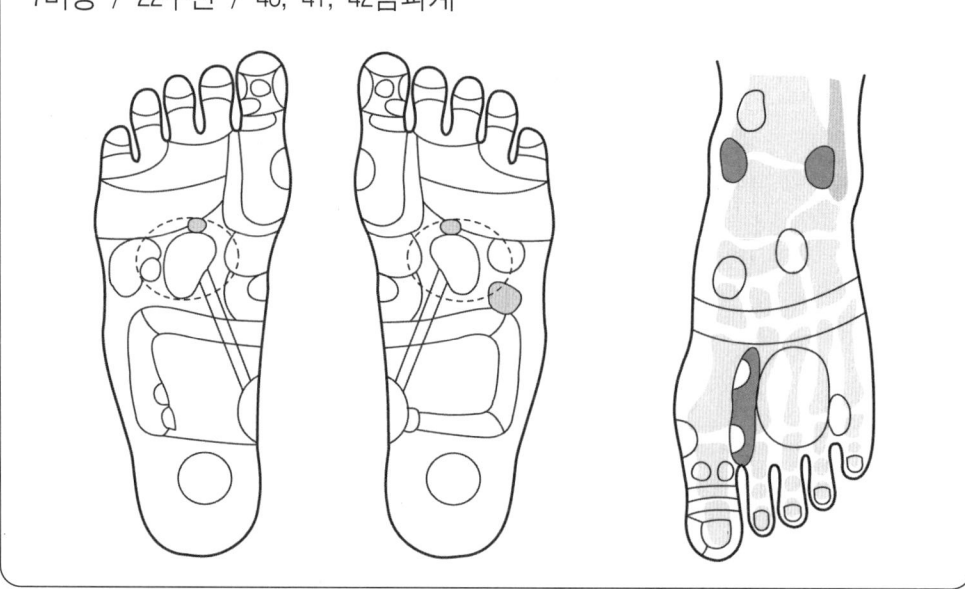

59. 혈전

1, 2, 3비뇨계 / 22부신

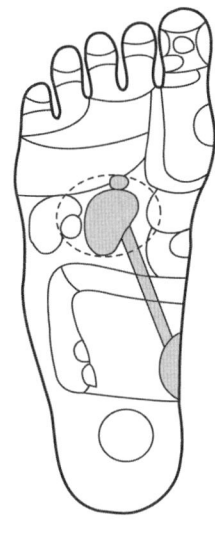 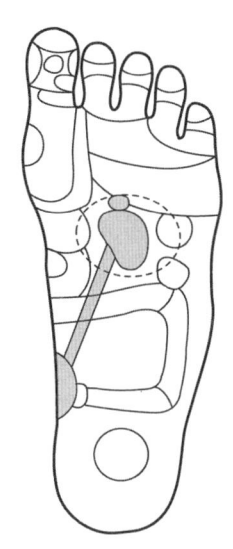

60. 정맥류

1, 2, 3비뇨계 / 22부신 / 47, 48, 49, 50, 51, 52척추 및 고관절

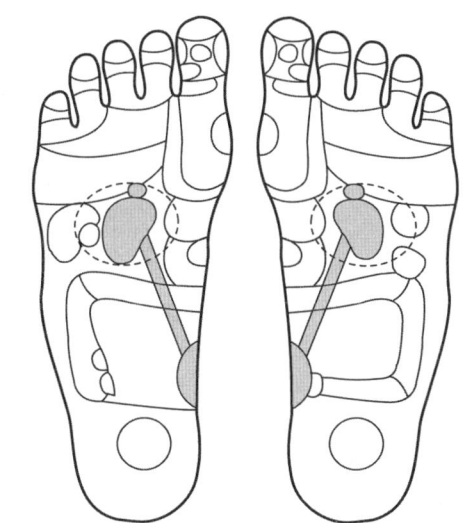 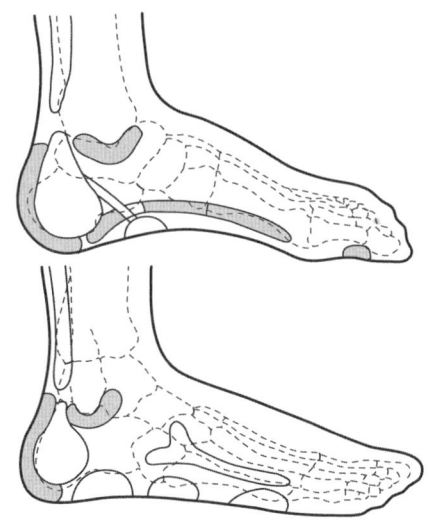

61. 혈액순환 장애

1, 2, 3비뇨계 / 6심장 / 22부신 / 35부갑상선

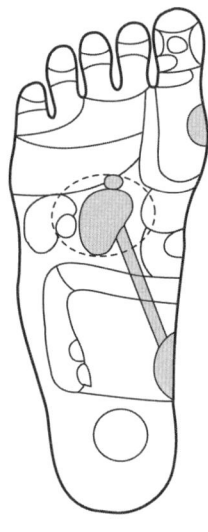
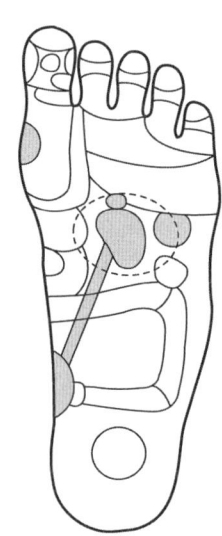

62. 평형감각

26소뇌 / 44평형기관

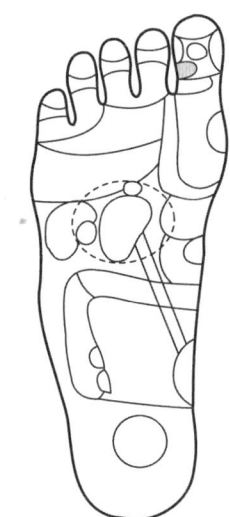
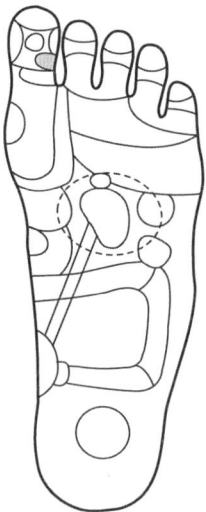
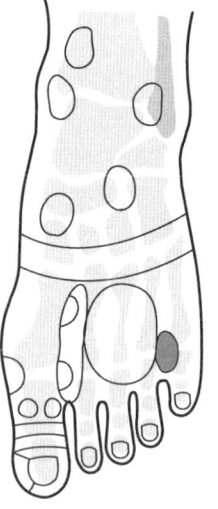

63. 귀에 통증, 이명

29뇌 / 32귀 / 40, 41, 42임파계 / 44평형기관

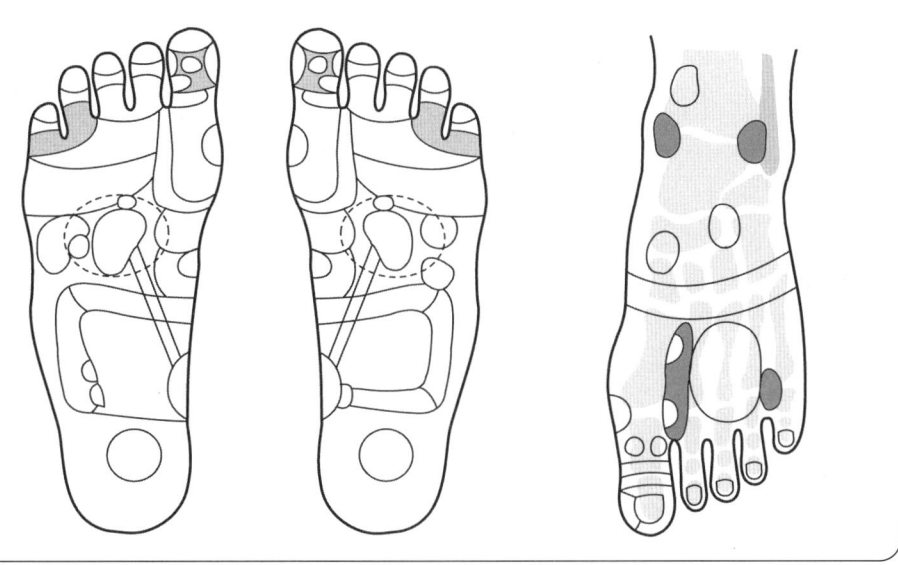

64. 중이염

32귀 / 35부갑상선 / 40, 41, 42임파계

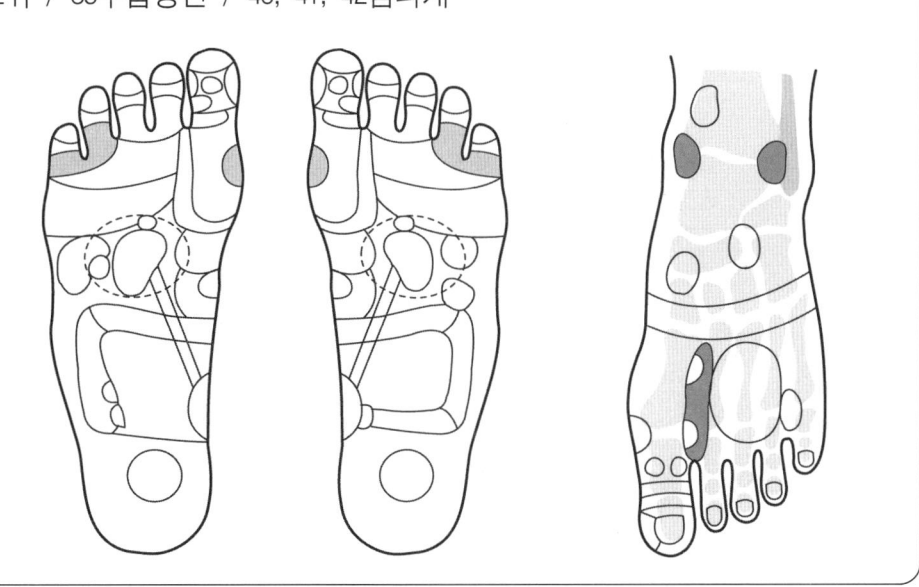

65. 내이염

27삼차신경 / 32귀 / 35부갑상선 / 44평형기관

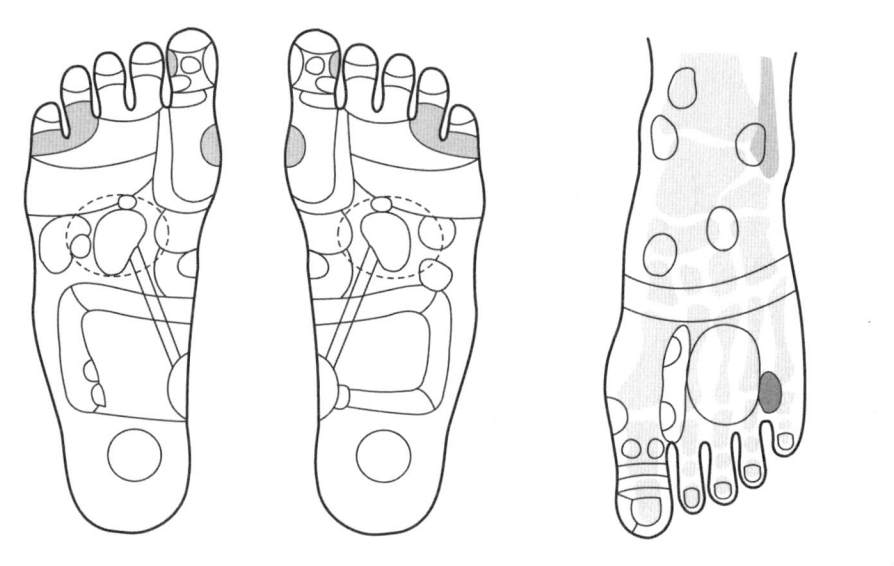

66. 청각장애

32귀

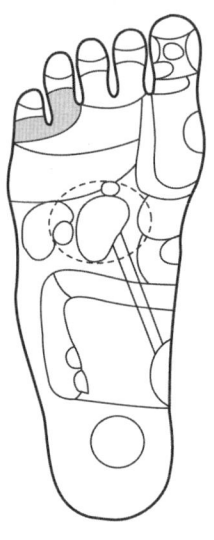
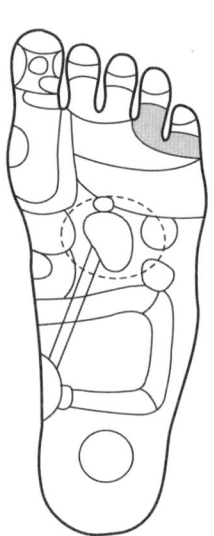

67. 차 멀미

44평형기관

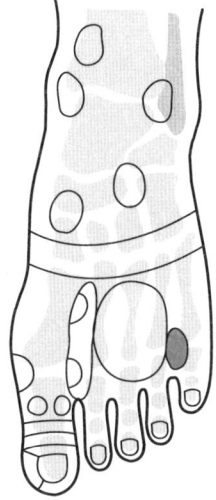

68. 근시, 눈병

1, 2, 3비뇨계 / 31눈

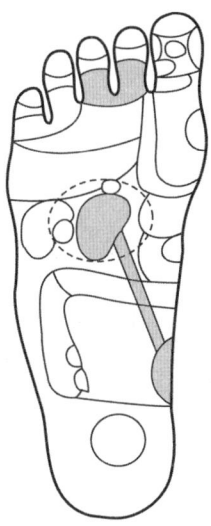 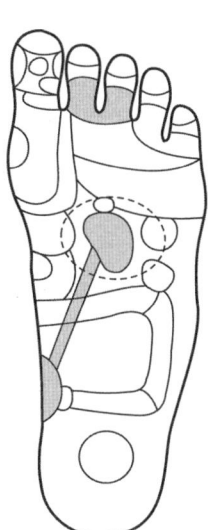

69. 망막염

1, 2, 3비뇨계 / 31눈 / 40, 41, 42임파계

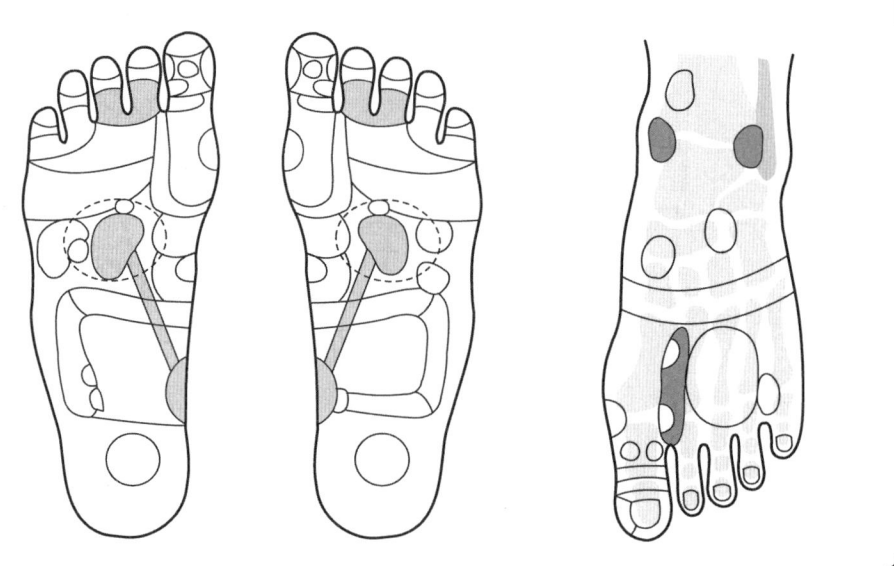

70. 백내장

1, 2, 3비뇨계 / 22부신 / 뇌 / 31눈

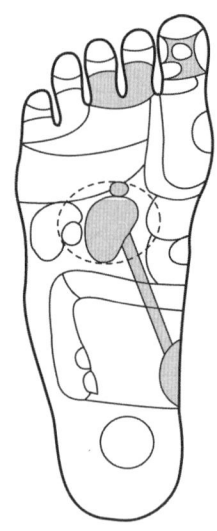 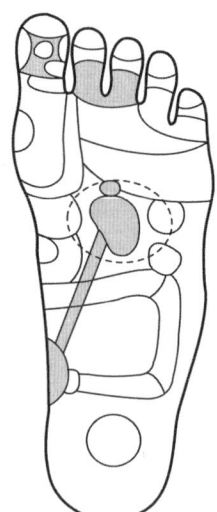

71. 치매, 기억상실증

29뇌

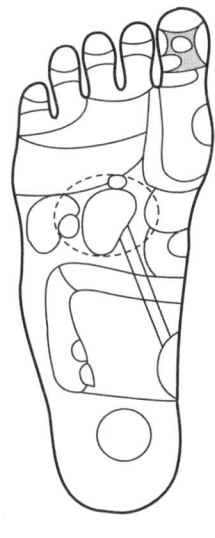
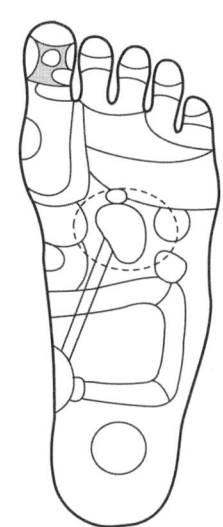

72. 정신불안증

1, 2, 3비뇨계 / 10위 / 29뇌 / 44평형기관

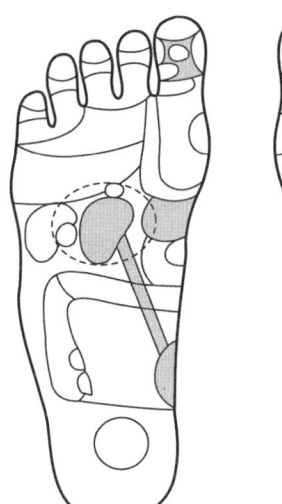
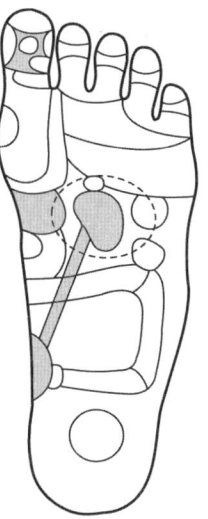
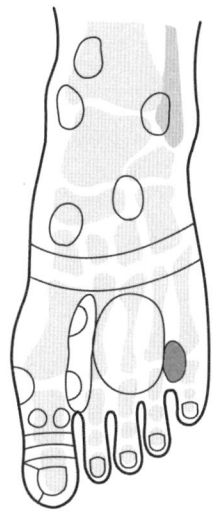

73. 두통

29뇌

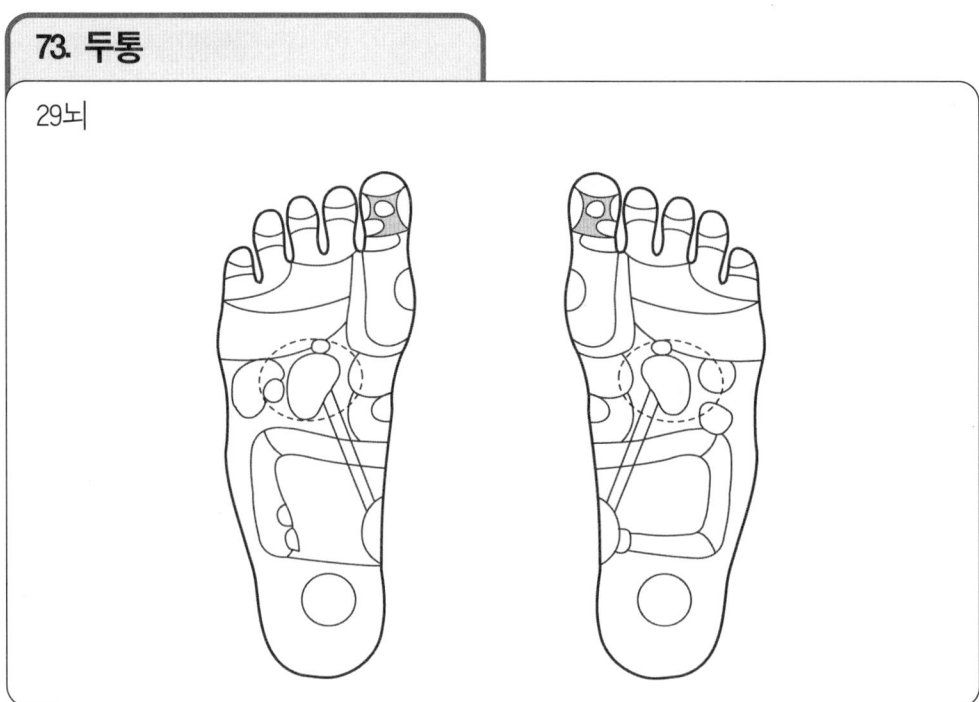

74. 신경통

35부갑상선 / 47, 48, 49, 50, 51, 52 척추 및 고관절

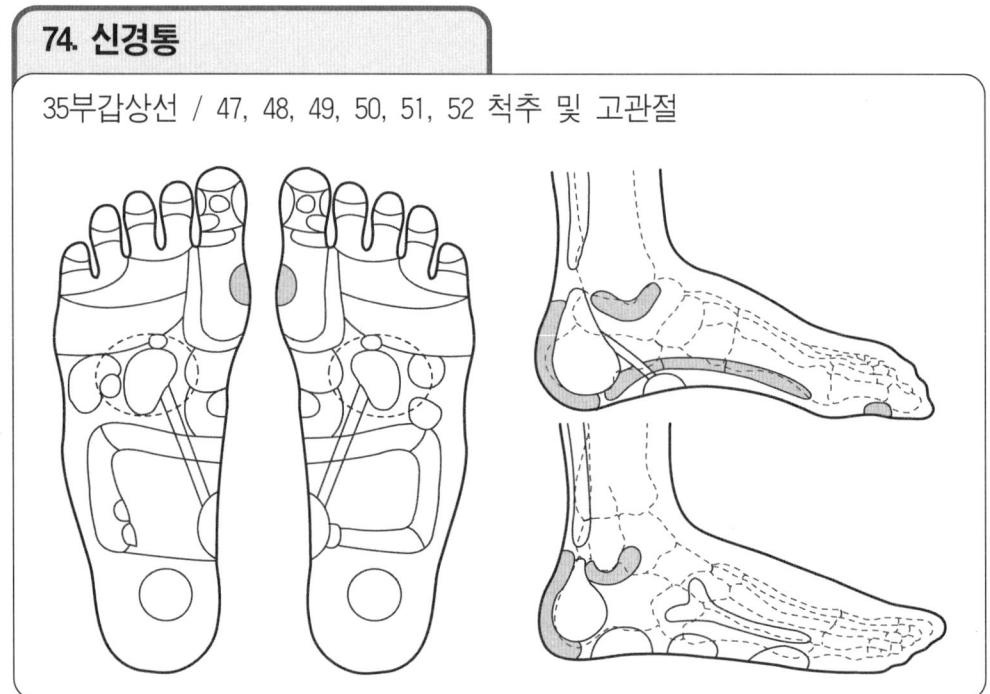

75. 신경쇠약

1, 2, 3비뇨계 29뇌 / 34갑상선 / 35부갑상선

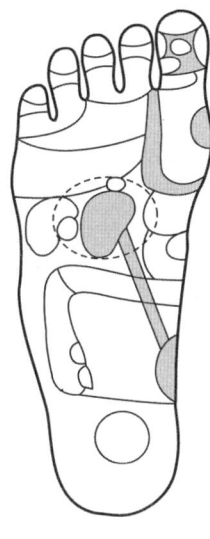 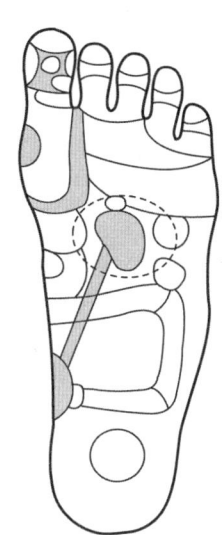

76. 불면증

8간 / 29뇌

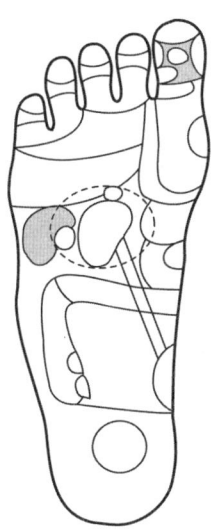 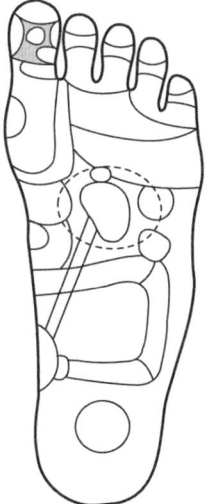

77. 뇌손상, 척추이상

29뇌 / 35부갑상선 / 47, 48, 49, 50, 51, 52척추 및 고관절

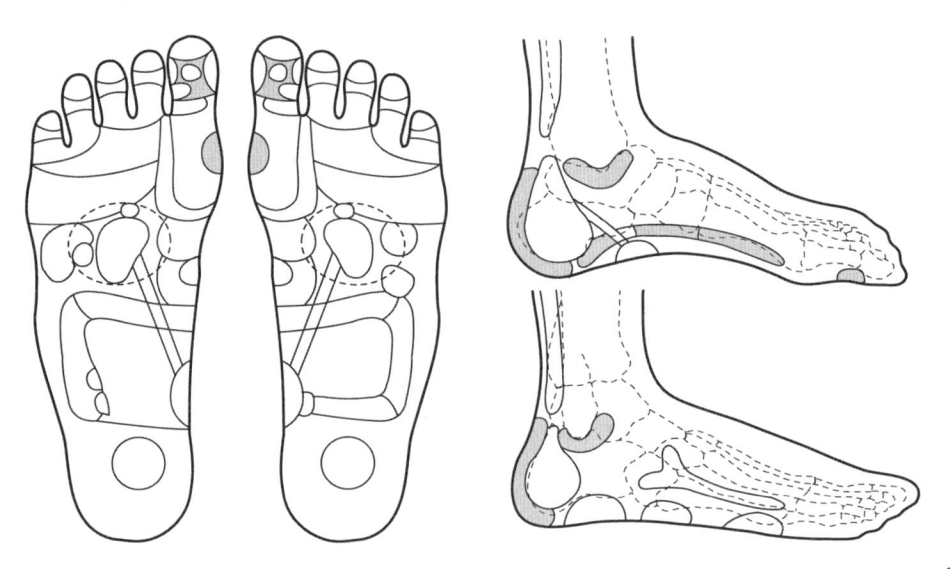

78. 경부통

33목 / 47, 48, 49, 50, 51, 52척추 및 고관절

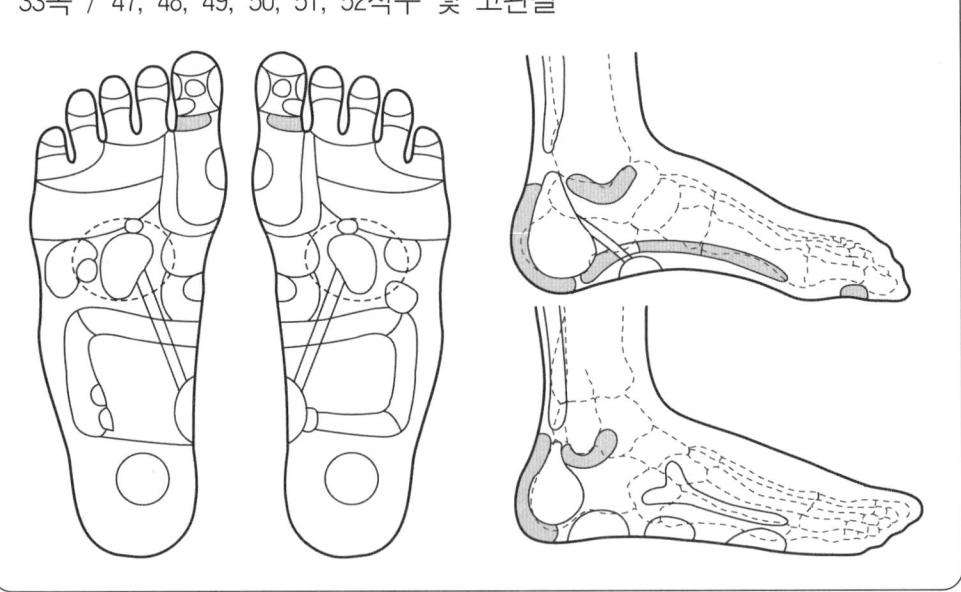

79. 척추전만, 부상

47, 48, 49, 50, 51, 52척추 및 고관절

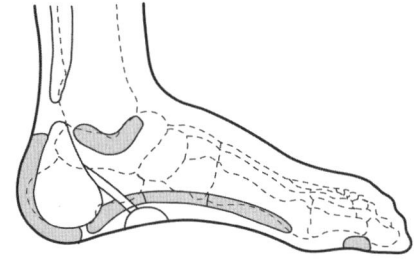

80. 좌골 신경통

1, 2, 3비뇨계 / 52고관절 / 57비신경 / 58경신경

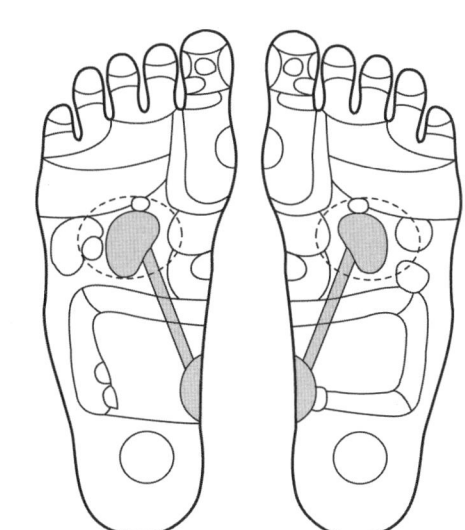
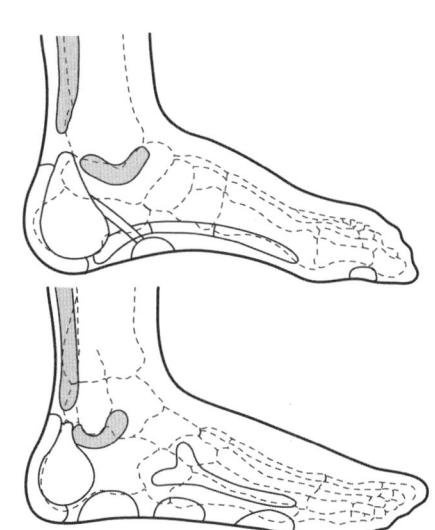

81. 여드름

1, 2, 3비뇨계 / 8간 / 9담낭

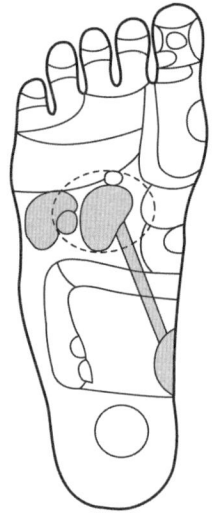
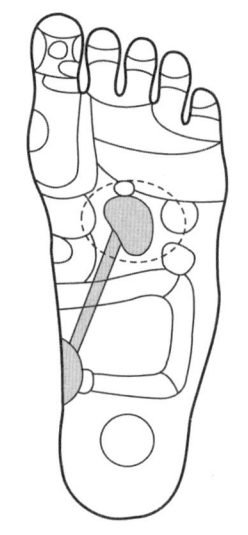

82. 탈모

22부신 / 23생식선

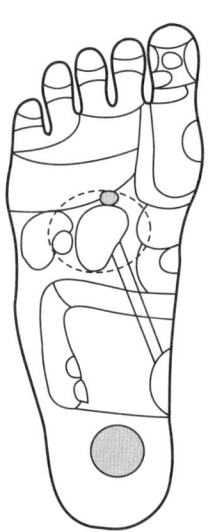
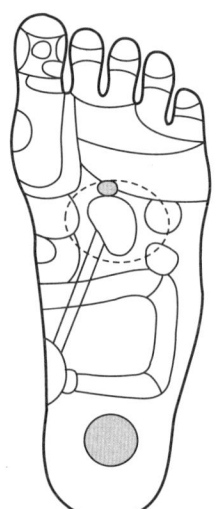

83. 습진

1, 2, 3비뇨계 / 22부신 / 35부갑상선

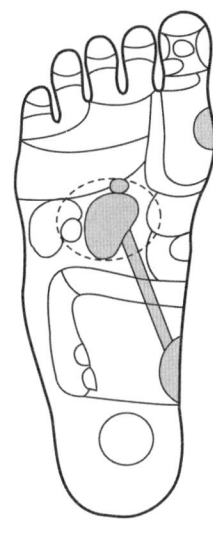
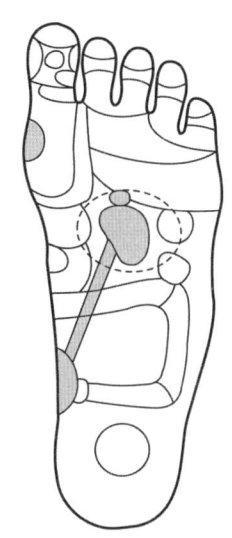

84. 건선

1, 2, 3비뇨계 / 22부신 / 35부갑상선 / 40, 41, 42임파계

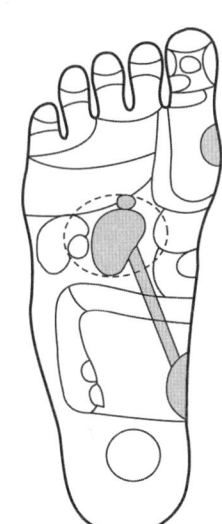
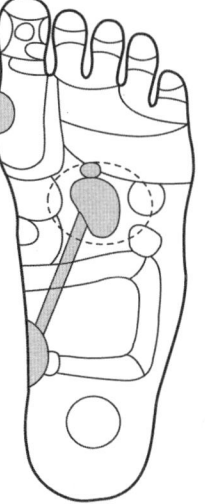
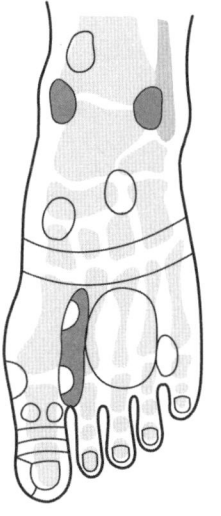

85. 피부발진

1, 2, 3비뇨계 / 22부신 / 35부갑상선

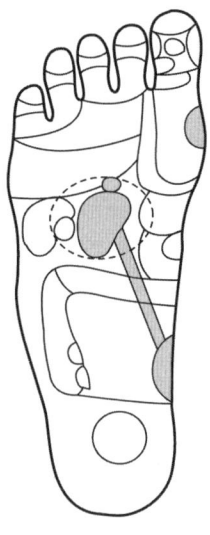
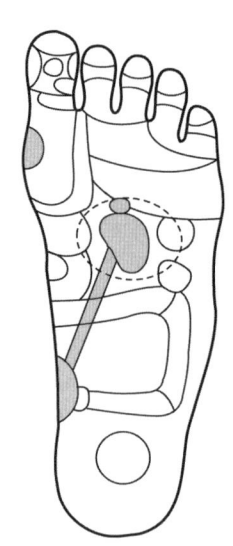

86. 풍습성 관절

1, 2, 3비뇨계 / 22부신

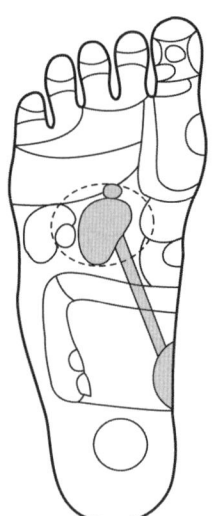
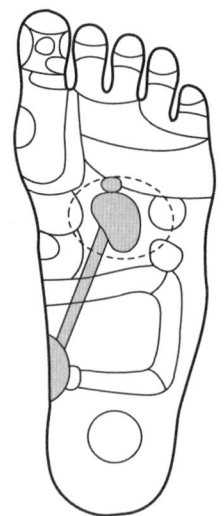

87. 관절염 통증

1, 2, 3비뇨계 / 22부신 / 35부갑상선 / 40, 41, 42임파계

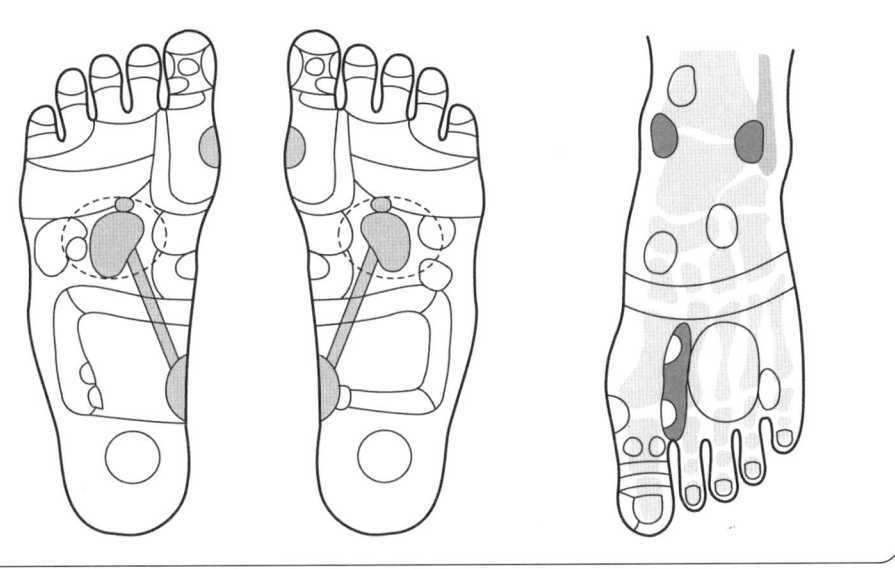

88. 류마티스

1, 2, 3비뇨계 / 22부신 / 35부갑상선

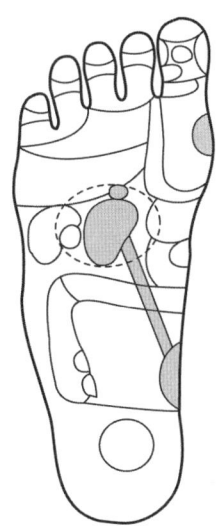 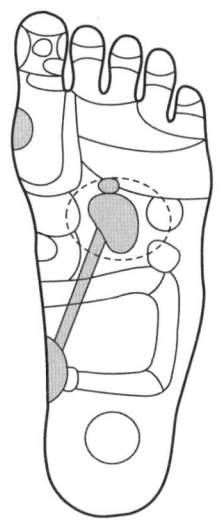

89. 고관절염

1, 2, 3비뇨계 / 52고관절

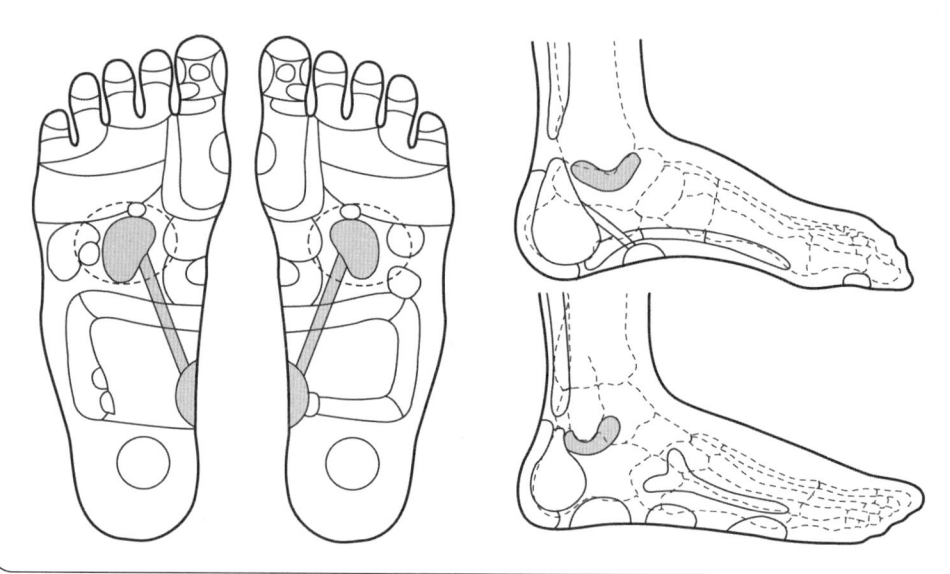

90. 과민증

1, 2, 3비뇨계 / 22부신 / 35부갑상선

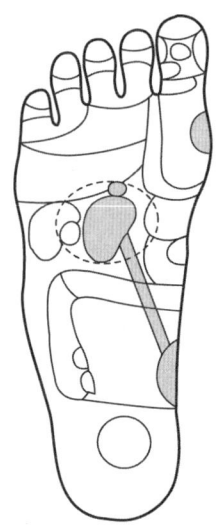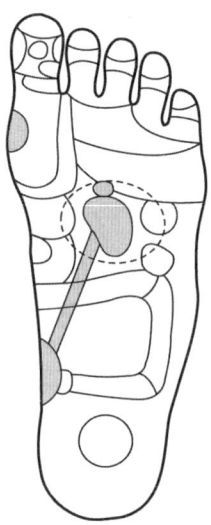

91. 발열

7비장 / 39편도선 / 40, 41, 42임파계

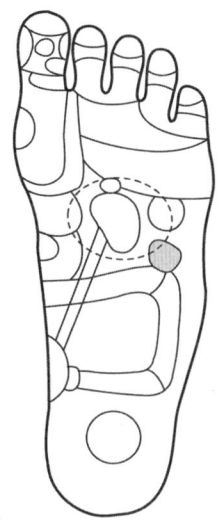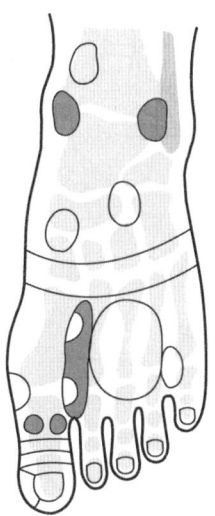

92. 화상

1, 2, 3비뇨계 / 22부신 / 35부갑상선 / 40, 41, 42임파계

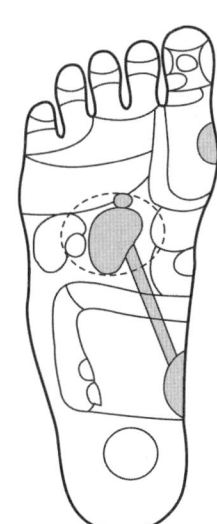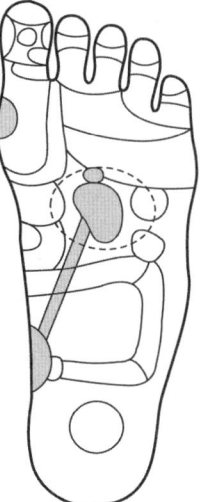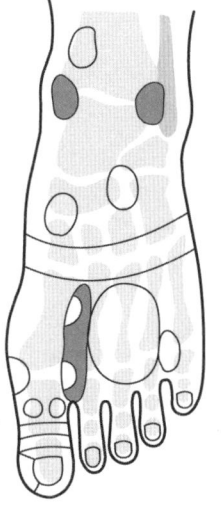

MEMO

건강한 사람 행복한 사회를 위한 건강신서-⑱

지압 발 마사지

핵심만으로 쉽게 구성한 발관리 지침서

1판 1쇄_2002년 09월 01일
1판 2쇄_2017년 08월 16일

저　　자_기우신
발 행 인_윤승천
발 행 처_건강신문사
등록번호_제25110-2010-000016호
주　　소_서울특별시 은평구 가좌로 10길 26
전　　화_02)305-6077(대)
팩시밀리_0505)115-6077 / 02)305-1436
값　　_20,000원

ⓒ奇宇信 2002
ISBN 89-88314-18-2

· 잘못된 책은 바꾸어 드립니다.
· 이 책에 대한 판권은 건강신문사에 있으며 지은이과 건강신문사 양측의 동의없이 어떠한 형태로도 전개, 복제 할 수 없습니다. 허가 없는 카페, 블로그 게재, 퍼나르기는 의법처리됩니다.

발 관리사의 길잡이
한국표준발관리협회